MAIGRIR
par le contrôle des émotions

Catalogage avant publication de Bibliothèque et Archives Canada

Larocque, Maurice, Dr

Maigrir par le contrôle des émotions

5e édition

(Collection Alimentation)
Publ. à l'origine dans la coll. : Collection Alimentation et santé. c1984.

ISBN : 2-7640-0893-7

1. Perte de poids – Aspect psychologique. 2. Émotions – Aspect physiologique. 3. Maîtrise de soi. 4. Gestion du stress. 5. Boulimie. I. Titre. II. Collection.

RC552.O25L37 2004 613.2'5'019 C2004-941264-7

Clinique Motivation Minceur Inc.
1303 ave. Greene, Suite 401
Westmount, Québec, H3A 2A7
(514) 767-1745
www.motivationminceur.ca

2010 Clinique Motivation Minceur Inc.
Bibliothèque nationale du Québec
Bibliothèque nationale du Canada

Éditeur : Jacques Simard
Coordonnatrice de la production : Dianne Rioux
Conception de la couverture : Bernard Langlois
Photo de la couverture : Comstock

Nous reconnaissons l'aide financière du gouvernement du Canada par l'entremise du Programme d'Aide au Développement de l'Industrie de l'Édition pour nos activités d'édition.

Gouvernement du Québec – Programme de crédit d'impôt pour l'édition de livres – Gestion SODEC.

Imprimé au Canada

Dr Maurice Larocque

MAIGRIR par le contrôle des émotions

Je dédie ce livre à mes patients qui, par la confiance qu'ils m'ont témoignée, m'ont permis de l'écrire et de faire partager à des milliers d'autres les merveilleux secrets d'une vie heureuse et sereine.

TABLE DES MATIÈRES

AVANT-PROPOS

En travaillant à la mise à jour de *Maigrir par le contrôle des émotions* qui a été publié pour la première fois au début des années 1980 et qui connu un succès exceptionnel, je suis encore aujourd'hui agréablement surpris de constater la pertinence de cet ouvrage qui ne vieillit pas.

C'est un outil approprié à notre vie moderne, un guide personnalisé et efficace par les milliers de témoignages que j'ai reçus et que je reçois encore.

Ce livre se distingue par son caractère unique où chacun de nous y trouve une façon de faire face à son stress quotidien qui origine du travail, de relations interpersonnelles difficiles ou de problèmes conjugaux.

Le succès de ce livre tient dans le fait que la personne apprend à changer tout en douceur sa façon de penser responsable du stress et des émotions. Si nous ne pouvons pas changer les événements ou les situations stressantes qui nous tombent dessus, nous pouvons en revanche changer notre façon de les voir. C'est le secret de ce livre.

Pour préserver l'anonymat des individus, vous comprendrez que tous les noms et toutes les situations ont été changés.

Après avoir lu ce livre, passez aux actes et mettez en pratique les conseils qui ont valu à des milliers d'autres de réussir.

Vous trouverez à la dernière page un modèle de «Journal pour le contrôle de vos émotions» que vous devez remplir chaque fois que vous êtes aux prises avec un stress ou une émotion négative. Lisez ce livre régulièrement, quelques minutes par jour. Les experts estiment qu'il faut répéter au moins 400 fois un message pour qu'il devienne une nouvelle façon de penser. C'est la répétition qui vous procurera le bonheur et la sérénité que vous méritez.

Docteur Maurice Larocque

CHAPITRE 1

LA REINE DES ÉMOTIONS

Boulimie

«Je suis en train de devenir folle. Je ne me comprends plus du tout. Ce que j'ai fait hier est tout à fait horrible: j'ai mangé tout ce qu'il y avait dans le réfrigérateur, une tarte aux raisins au complet, un litre de crème glacée, une demi-boîte de biscuits au chocolat, c'est tout ce qui restait, et un litre de lait. J'ai mangé comme si cela était pour être la dernière fois de ma vie. C'était comme un cauchemar mais quand je me suis éveillée après ma crise, je me suis bien rendu compte que je n'avais pas rêvé, tous les contenants étaient bien là, vides. Je crois réellement qu'il n'y a rien à faire avec moi. Quand je me mets à manger, je ne peux plus m'arrêter, c'est plus fort que moi. Croyez-vous que je peux vraiment m'en sortir, docteur?»

C'est une jeune femme de 35 ans qui est devant moi; son témoignage peut ressembler à des milliers d'autres. Je l'appellerai Françoise. Elle est mère de deux enfants, un garçon de 7 ans et une fille de 5 ans. Elle est infirmière de profession et est en charge de l'unité des soins intensifs dans un hôpital. Elle me consulte pour son problème de poids, elle a environ 10 kilos (22 livres) en trop qu'elle n'arrive pas à perdre malgré plusieurs efforts dans ce sens depuis 4 ans.

Dans le but de connaître beaucoup mieux Françoise, je

lui demande de rencontrer Victor. C'est un ordinateur qui pose une cinquantaine de questions de nature psychologique. Répondre au questionnaire prend environ 15 minutes. Victor qui est en fait un moniteur du comportement ou, si vous voulez, une balance qui pèse ce qui se passe à l'intérieur de notre tête, donne un chiffre qui est comme un poids de comportement. Le résultat idéal est le même que le poids idéal de la personne. Plus le résultat est élevé, plus le comportement a des lacunes et est à améliorer. La personne peut donc évaluer une fois par mois où elle en est dans son comportement. En plus, Victor fournit au médecin un profil de la personnalité qui tient compte des habitudes, de la motivation, du stress et des émotions.

Les résultats de Françoise furent très intéressants: son poids de comportement était à 170 soit tout près de la normale. Son profil dénotait une personnalité très bien équilibrée dotée d'une grande confiance en elle-même. Sa motivation était excellente. Ses habitudes étaient assez bonnes sauf en quelques occasions lors de crises de boulimie (rage de faim avec absorption démesurée de nourriture). Victor nous révélait finalement la cause de ces crises: les émotions. Son score à ce chapitre était de 50, soit très élevé, la normale ne devant pas dépasser 30. Deux critères étaient responsables de cet état de choses: un perfectionnisme très poussé et de la culpabilité.

En communiquant à Françoise ses résultats, je la vois se détendre et esquisser un sourire. *«C'est vrai que j'ai confiance en moi et je crois que c'est à cause de cela que je réussis très bien dans tout ce que j'entreprends, sauf malheureusement dans mon problème de poids, je n'y comprends vraiment rien. Cela me frustre et je m'en veux beaucoup.»*

«Pour comprendre ce qui se passe, il va falloir étudier votre comportement, les pensées et les émotions qui précèdent vos crises.»

Elle m'interrompt:

«J'aime mieux ne plus y penser et regarder vers l'avenir. Ça me fait tout drôle, je me sens mal lorsque j'y pense ou quand j'en parle. Non, j'aimerais mieux qu'on ne parle plus de mes crises si vous le voulez bien, docteur.»

«Je comprends bien, Françoise, votre réaction. Vous vous

sentez coupable de votre geste, cela vous fait très mal parce que vous avez voué votre vie à l'excellence et que vous n'acceptez pas d'être incapable de contrôler vos crises de boulimie. Cependant, le seul moyen efficace que nous avons pour vous débarrasser de ces crises est d'étudier votre comportement. Vous allez donc profiter de vos échecs passés pour vous améliorer. Voilà la seule façon d'apprendre à améliorer votre comportement et à contrôler vos émotions car c'est l'étude même de vos erreurs qui vous permettra de ne plus les refaire et finalement de progresser.»

«De toute façon, docteur, je ne sais même pas pourquoi j'ai fait cela. Je ne vois aucune raison valable pour expliquer mon horrible comportement d'hier. Tout allait bien comme d'habitude, mon travail, mes enfants, mon mari... Vraiment je ne me comprends pas du tout!»

Ce n'est pas facile pour Françoise de revenir en arrière car sa crise de boulimie est dans sa mémoire comme une blessure qu'elle ne veut surtout pas rouvrir.

Automatisme

Les crises de boulimie sont ordinairement liées à des états émotifs. Quand nous analysons Victor, nous découvrons que Françoise est particulièrement vulnérable de ce côté.

«Dans les jours qui ont précédé votre crise, n'auriez-vous pas subi des contrariétés ou des frustrations?»

«Non, je ne vois pas.»

«À la maison, les enfants ou votre mari n'ont-ils pas été malades, contrariés?»

«Non, ça va très bien. Je ne peux pas demander mieux.»

«Est-ce que votre santé est bonne?»

«À part mon problème de poids, je me sens très bien. Je fais du jogging et des exercices deux fois chaque semaine. En plus je joue au racketball une fois par semaine. J'ai besoin de ces activités physiques pour être en forme et réussir à bien faire tout ce que j'ai à faire. Mon apparence pour moi est très importante et je ne peux pas accepter mes 10 kilos en trop.»

«Au travail, comment ça va?»

«Depuis un mois, je suis l'infirmière en charge des soins in-

tensifs. Cela a été un choc pour moi, je ne croyais pas avoir le poste à cause de mon poids. J'aime beaucoup mon travail mais c'est assez stressant. C'est beaucoup de responsabilités.»

En fait, le travail de Françoise était très exigeant. Elle avait 12 infirmières sous ses ordres et devait voir à la bonne marche de l'unité des soins intensifs. Or, ces derniers temps, il existait à l'hôpital un conflit syndical entre le personnel de soutien et la direction. Les moyens de pression employés par le syndicat amenaient une détérioration des soins prodigués aux malades. Tout le monde en souffrait, les malades, les infirmières, les médecins traitants et, par ricochet, celle qui était responsable de l'unité, Françoise. Face à une situation qu'elle ne pouvait pas contrôler et qui n'était pas de son ressort, elle essaya de suppléer au manque de soins du mieux qu'elle pouvait. Finalement, les patients n'en souffrirent pas trop. Mais c'est avec un grand sentiment de frustration qu'elle rentrait chez elle après sa journée de travail.

«Je trouve cela épouvantable que, pour des querelles syndicales, on prive des malades de soins auxquels ils ont droit. C'est tout à fait inacceptable. Mes parents m'ont inculqué des principes moraux importants dont celui du sens des responsabilités et du travail bien fait. Je vous avoue que cela peut être frustrant d'oeuvrer aujourd'hui sur le marché du travail.»

La veille de sa crise de boulimie, Françoise avait eu une prise de bec avec un représentant syndical sur la définition des soins essentiels à apporter aux malades en cas de grève du personnel de soutien. Ce fut la goutte qui fit déborder le vase. Françoise est une perfectionniste qui refuse les demi-mesures. Comme le syndicat la forçait à agir contre ses principes, elle avait accumulé beaucoup de frustration. Finalement, c'est seulement le lendemain, sans vraiment prendre conscience de la relation de cause à effet, qu'automatiquement, sa frustration l'amena à se jeter sur la nourriture sans aucun contrôle.

Le comportement automatique

Lorsque les psychologues étudient le comportement d'une personne, voici comment ils décomposent les différentes phases:

1—un FAIT EXTÉRIEUR survient

2—qui peut provoquer une ÉMOTION

3—qui provoque à son tour un COMPORTEMENT

Dans le cas de Françoise, ce qui s'est passé se résume comme suit:

1—Le FAIT EXTÉRIEUR: elle est obligée par le syndicat de faire quelque chose de contraire à ses principes

2—L'ÉMOTION: elle en ressent une grande frustration

3—Le COMPORTEMENT: elle a une crise de boulimie.

La première chose que Françoise doit maintenant comprendre, c'est que son comportement de manger suite à sa frustration est tout à fait automatique. C'est-à-dire que ni sa volonté, ni son conscient n'y ont participé. C'est un réflexe conditionné qu'elle a probablement acquis depuis sa plus tendre enfance.

«En effet, je me souviens: quand j'étais petite, dès que je ressentais une frustration ou une déception, ma mère me consolait avec des friandises. Je pense que vous avez raison. Je n'ai même pas le temps d'y penser et je me retrouve dans le réfrigérateur.»

Il faut savoir que la boulimie qui suit la frustration est aussi automatique que le fait de retirer votre main lorsqu'elle passe trop près d'une flamme. Ce réflexe, vous l'avez appris probablement enfant, après vous être brûlé à quelques reprises.

«Je comprends mieux maintenant pourquoi je fais mes crises mais est-ce que je peux briser cette habitude, ce réflexe automatique de manger suite à une frustration? Cela ne m'a pas l'air très facile!»

«Ce n'est effectivement pas très facile de briser cette habitude. Les émotions particulièrement, lorsqu'elles sont intenses, déclenchent des comportements de même intensité presque spontanément, de sorte que la volonté n'a pas le temps d'intervenir. Lorsque vous pouvez prévoir une émotion ou lorsque l'émotion que vous ressentez est d'une intensité plus faible, il devient alors possible de briser cette habitude en changeant de comportement. Par exemple, au lieu de manger, vous pouvez aller prendre une marche, écrire votre frustration ou passer rapidement à une autre activité.»

«Est-ce qu'il y a d'autres choses à faire quand l'émotion est forte et subite? C'est plutôt mon cas. Même si les choses vont bien, avec toutes les responsabilités que j'ai à supporter à la maison et au travail, vous me faites rendre compte qu'il m'arrive plus souvent que je pensais d'être frustrée.»

Dans un premier temps, je voulais que Françoise comprenne son comportement afin qu'elle élimine le sentiment de culpabilité qu'elle entretenait envers elle-même suite à ses crises de boulimie. Ceci est très important: Françoise ne peut pas être coupable. Elle est en fait la victime d'un réflexe, d'une habitude. On ne peut pas être à la fois victime et coupable. Il est capital qu'elle élimine son sentiment de culpabilité pour pouvoir progresser normalement vers le contrôle de ses émotions. La culpabilité est une émotion négative qui ne peut entraîner qu'un comportement négatif d'autodépréciation ou d'auto-punition.

L'émotion automatique

Comment une personne peut-elle devenir moins émotive? Il semble que cela soit plus facile à dire qu'à faire.

Ce genre de témoignage, je l'entends tous les jours. La grande majorité des gens pensent vraiment qu'il n'y a rien à faire avec leurs nerfs. Ils abdiquent tout simplement et continuent à vivre malheureux. Pourtant, il y a quelque chose à faire et ce n'est pas tellement difficile. Il suffit de comprendre ce qui se passe dans notre comportement et d'employer régulièrement les méthodes enseignées dans ce livre.

«Écoutez, docteur, ça fait des années que j'essaie vraiment de me contrôler mais c'est plus fort que moi. Je me dis toujours: énerve-toi pas cette fois-ci si le syndicat ne veut rien comprendre, mais dès que je suis dans la situation, mes bonnes intentions s'évanouissent. Je me sens à nouveau toute bouleversée.»

«Je vous comprends très bien, Françoise. Vous avez aussi raison; nos émotions surviennent automatiquement. Ni notre volonté ni notre conscient n'y participent. Tout comme votre boulimie, c'est aussi un réflexe conditionné acquis probablement depuis l'enfance.»

En effet, une expérience très intéressante prouva hors de tout doute que nos émotions sont acquises et donc que nous ne sommes pas nés avec et qu'elles sont en fait des habitudes.

Il y a plusieurs années, deux chercheurs, Watson et Raynor, étudièrent le comportement d'un enfant de 9 mois. Ce dernier jouait régulièrement avec des souris, il n'en avait pas du tout peur. Il les flattait, caressait leur fourrure et s'amusait avec elles. Un jour, les chercheurs décidèrent qu'à chaque fois qu'ils mettraient les souris en présence de l'enfant, ils donneraient un violent coup de marteau que l'enfant ne pourrait cependant pas voir. Les résultats ne furent pas longs à venir. Après quelques jours, dès que l'enfant était mis en présence des souris et entendait le coup de marteau, il se mettait à pleurer, fuyait les souris et ne voulait plus les toucher, il avait acquis la peur des souris.

Puis les chercheurs décidèrent d'éliminer le coup de marteau. Les résultats furent surprenants: dès que les souris étaient mises en présence de l'enfant, ce dernier s'agitait, pleurait et les fuyait. Il avait encore peur des souris. On présenta ensuite à l'enfant une pièce de fourrure. Même résultat surprenant: l'enfant s'agita, se remit à pleurer et à fuir la fourrure inerte. Il avait acquis l'habitude d'avoir peur des souris et de tout ce qui lui rappelait l'animal.

Watson et Raynor venaient de prouver que les émotions sont acquises. Mais ils n'arrêtèrent pas là. Ils se dirent que s'ils pouvaient provoquer la peur des souris et de la fourrure chez un être humain, ils pourraient peut-être aussi l'en débarrasser. Au terme de sept séances, l'enfant fut déprogrammé de sa peur. Il jouait à nouveau avec les souris et aimait caresser leur fourrure.

Nos émotions sont donc des habitudes acquises qui surviennent automatiquement lorsque nous sommes mis en présence de la cause ou de quelque chose qui nous la rappelle.

Fait intéressant: nous pouvons aussi perdre ces habitudes émotives.

Il fallait y penser

Nos émotions survenant automatiquement, il est donc inutile de demander à quelqu'un d'être moins émotif.

Reprenons le tableau antérieur:

1—Le FAIT EXTÉRIEUR: Françoise est obligée par le syndicat de faire quelque chose de contraire à ses principes. Elle n'a aucun contrôle possible sur cette situation. Elle peut exprimer un désir, une opinion, mais la décision finale lui échappe. Il faut donc qu'elle vive une situation qu'elle ne peut pas changer même si elle a raison dans ses demandes.

2—L'ÉMOTION: une grande frustration s'en est suivie AUTOMATIQUEMENT. Malheureusement, il lui est très difficile de s'empêcher d'être frustrée.

3—Le COMPORTEMENT: une crise de boulimie a suivi aussi AUTOMATIQUEMENT. Lorsque l'émotion n'est pas trop forte, elle peut être contrôlée par une autre activité. Si l'émotion est d'une grande intensité, le comportement est très difficile à changer.

Alors comment pouvons-nous intervenir pour espérer contrôler nos émotions un jour?

Le docteur en psychologie Albert Ellis nous propose la solution.

Voici comment il vient compléter notre tableau:

A— Le FAIT EXTÉRIEUR éveille

B— Notre PENSÉE sur l'événement qui provoque à son tour

C— Notre ÉMOTION puis notre COMPORTEMENT.

Le fait nouveau, c'est que toutes nos émotions reposent sur une pensée. C'est pourquoi deux individus devant une situation identique ne réagissent pas nécessairement de la même façon. Par exemple, vous vous promenez sur le trottoir avec une amie, un individu s'arrête, se met à rire puis s'en va. Votre amie est profondément blessée tandis que vous riez aux éclats. Le fait extérieur est le même pour les deux et pourtant vous avez deux réactions émotives totalement opposées. Votre amie est blessée parce qu'elle PENSE que cet individu n'a pas le droit de la traiter ainsi puisqu'elle est habillée avec goût. Par contre, vous trouvez la situation amusante parce que vous PENSEZ que cet homme est probablement fou ou drogué.

La seule façon que nous ayons pour contrôler nos émotions, c'est de travailler à changer ou à atténuer la pensée qui les provoque. Ensuite, nous pourrons perdre l'habitude de réagir automatiquement aux différentes situations auxquelles nous avons à faire face.

La pensée automatique

Analysons avec Françoise son comportement.

«C'est vrai, docteur, me dit-elle, *dès que j'ai une contrariété, particulièrement pour des choses auxquelles je crois fermement, automatiquement je me sens bouleversée. C'est plus fort que moi. Même si j'essaie de me raisonner, ça ne marche pas.»*

«Les contrariétés, vous êtes consciente qu'on ne peut pas la plupart du temps les éviter. Elles font partie de la vie et personne n'y échappe. C'est normal d'en subir.»

«Je crois bien que vous avez raison mais ce n'est pas toujours facile à accepter, me répond-elle. *Il y a des injustices qui sont difficiles parfois à supporter. Prenez par exemple la situation à l'hôpital. Il est inacceptable qu'un représentant syndical, pour des raisons souvent insignifiantes, puisse paralyser le bon fonctionnement de tout un département et ce au détriment des malades qui ne peuvent même pas se défendre.»* Son ton ne laisse pas d'équivoque.

«Je vois que votre tension est encore en train de monter!»

«C'est plus fort que moi, poursuit-elle. *Juste d'en parler, tout me tremble à l'intérieur. N'êtes-vous pas d'accord avec moi que c'est une situation inacceptable?»*

«Vous avez raison de ne pas être satisfaite de la situation à l'hôpital, je partage votre avis là-dessus. Mais vous n'avez pas raison de vous rendre malade pour une situation que vous ne pouvez pas changer. À partir d'un problème insoluble pour vous, vous vous en créez un autre.»

«C'est vrai, j'ai de plus en plus de crises de boulimie et j'en suis venue à me haïr. Je ne me trouve pas bien fine de temps en temps.»

Alors, je lui répondis:

«Si vous ne pouvez pas changer le problème à l'hôpital, vous pouvez cependant changer votre réaction à ce problème.»

Que se passe-t-il dans la tête de Françoise lorsqu'elle est en situation de conflit avec le représentant syndical? Elle pense automatiquement, sans aucun contrôle conscient, que c'est épouvantable de faire cela à des malades, que c'est tout à fait inacceptable, qu'il n'y a pas de justice et qu'on ne peut rester indifférent à cela.

Pourquoi Françoise pense-t-elle ainsi?

Elle vient d'une bonne famille où l'éducation qu'elle a reçue fut riche en valeurs morales mais aussi trop stricte en ce qui concerne le perfectionnisme. Enfant, elle devait être parfaite à l'école et arriver toujours première. À la maison, tout devait être impeccable. Aucun membre de la famille ne devait rester indifférent si quelque chose n'était pas parfait. Les relations entre les personnes étaient toujours sous le signe de la justice et aucun compromis ne pouvait exister. À l'école, ces mêmes principes furent renforcés. Catholique, elle participait à plusieurs mouvements religieux où les mêmes principes moraux n'admettaient jamais aucun compromis. Mariée, elle devait véhiculer les mêmes valeurs, elle se devait d'être parfaite épouse, super ménagère, parfaite infirmière et super éducatrice pour ses enfants.

Toute cette programmation reçue dès le très jeune âge a donc donné une personne très compétente mais aussi trop perfectionniste et absolue. Voilà pourquoi, lorsqu'une contrariété survient face à laquelle Françoise ne peut avoir un comportement parfait, même si ce n'est pas de sa faute et qu'elle ne peut rien y changer, une frustration intense s'installe chez elle automatiquement.

«Vous avez raison. J'ai toujours pensé comme cela mais comment devrais-je penser?» me demande-t-elle.

La pensée arabe

Lorsque nous venons au monde, nous n'avons aucune pensée dans notre tête. Entre nos deux oreilles, nous avons une boîte vide. Les expériences que nous allons vivre, les mots que nous allons entendre vont remplir cette boîte d'où sortiront finalement nos pensées. C'est exactement comme un ordinateur. Ce dernier ne peut faire et dire autre chose que ce qu'il a reçu comme programmation. Nos pensées viennent de ce que nous avons reçu comme programmation et tout particulièrement de nos premiers programmeurs: nos parents. C'est pourquoi nos pensées peuvent être différentes d'un individu à l'autre.

Il y a quelque temps, j'écoutais un reportage à la télévision sur un événement survenu dans un pays arabe. Un journaliste interviewait un homme et un femme dont la soeur avait été assassinée peu de temps auparavant. Le frère et la soeur de la morte habitaient un logement moderne et possédaient une télévision et un magnétoscope.

La soeur avait été tuée dans des conditions un peu étranges. Elle avait un amoureux qu'elle voulait épouser mais son père la força à épouser un des ses cousins. Quelque temps après le mariage, elle s'enfuit retrouver l'homme qu'elle aimait. Prise de remords pour avoir désobéi à son père, elle retourna à la maison et sollicita son pardon. Trois jours plus tard, elle était trouvée morte.

Le journaliste demanda au frère de la victime qui l'avait tuée:

«C'est moi-même» rétorqua-t-il. *«Ma soeur, c'était mon sang, mais je n'avais pas le choix. L'honneur de ma famille avait été bafoué. Mon père m'a demandé de la tuer, c'était mon devoir de le faire car je suis le plus vieux de la famille. Si c'était à refaire, je le referais.»*

Le journaliste interrogea alors la soeur de la morte sur ce qu'elle pensait de cette situation:

«Ils ont eu raison. C'est normal puisqu'elle avait souillé l'honneur de la famille.»

Pour nous, Occidentaux, il peut paraître tout à fait invraisemblable et dément que des êtres humains, et qui plus est, d'une même famille, puissent penser et agir ainsi. Et pourtant ils ne sont pas venus au monde en pensant ainsi. Ils sont le résultat de ce que leurs parents et leur religion leur ont répété toute leur vie durant.

La pensée parfaite

Françoise a été élevée dans un milieu différent de celui décrit plus haut et c'est ce qui fait qu'elle pense différemment d'une personne arabe.

En fait, elle pense de la façon que ses parents lui ont enseignée. Tout ce qu'elle a entendu et accepté comme véridique depuis sa tendre enfance est devenu son propre mode de pensée.

Françoise s'est fait répéter toute sa vie qu'il n'y avait pas de place pour le compromis, que son rendement et celui des autres devait toujours être irréprochable et qu'il n'y avait pas de place pour aucune forme d'injustice. Étant donné que cette programmation est venue très tôt dans sa vie et qu'enfant il est normal d'accepter ce que disent nos parents comme la seule vérité, Françoise pense vraiment que c'est la façon de penser et d'agir que tout le monde devrait avoir. Comme elle est convaincue que c'est la seule façon normale de penser, il devient difficile pour elle d'envisager de la changer.

La pensée réaliste

«J'ai toujours aimé les choses bien faites, me dit Françoise. *Ce n'est sûrement pas facile ce que vous me demandez là, docteur. Vous voudriez que je devienne moins bonne dans mon travail, moins perfectionniste dans l'éducation de mes enfants, moins bonne cuisinière?»*

«Non, pas du tout. Je crois sincèrement qu'il y a toujours place pour l'amélioration dans ce bas monde. C'est une grande qualité que d'être ambitieux et de vouloir s'améliorer. J'espère que vous travaillerez toujours à vous améliorer comme infirmière et comme responsable des soins intensifs; j'espère que vous donnerez le maximum d'attention, d'éducation et de motivation à vos enfants; j'espère aussi que vous continuerez à faire une bonne cuisine pas trop riche en graisse, ni en sucre.»

«Qu'est-ce que je dois changer alors?»

«Ce ne sont pas nécessairement les gestes qu'il vous faut changer mais votre attitude de tout ou rien. Ce serait extraordinaire si tout le monde sur la terre était parfait. Ce serait extraordinaire si tout le monde avait le même sens de la justice que vous avez. Ce serait extraordinaire si tout le monde était beau, intelligent et jamais malade. Mais malheureusement cela n'existe pas. Il faut tendre vers le mieux tout en sachant et en acceptant que l'être humain ne l'atteindra jamais. C'est ça être réaliste.»

La pensée préférable

«Dans le fond, vous avez raison, me rétorque Françoise. *Mais même si j'essaie de me dire que l'être humain n'est pas parfait, que le représentant syndical de l'hôpital n'est peut-être pas si méchant que ça, ma réaction émotive ne change pas, je me sens toujours frustrée.»*

«On ne change pas du jour au lendemain une pensée acquise depuis 10, 20 ou 30 ans. Il vous faut répéter souvent, pour contrebalancer l'effet de ce qu'on vous a répété durant toutes ces années, une phrase du genre de celle-ci: IL SERAIT PRÉFÉRABLE que tout le monde soit parfait, que tout le monde ait mon sens de la justice MAIS les gens ont le droit d'être différents, de se tromper et même d'être injustes.»

Seule la répétition fréquente de cette phrase: «il serait préférable que... mais...», et tout particulièrement en situation de conflit, pourra assurer éventuellement une pensée un peu plus souple et un meilleur contrôle des émotions.

Il est bien entendu que si demain Françoise entre de nouveau en conflit avec le représentant syndical, elle ne pourra pas encore empêcher sa frustration. Mais si elle s'entraîne à répéter jour après jour qu'il serait préférable que le représentant syndical ait un autre comportement mais qu'il a le droit d'être comme il est, elle finira après quelques semaines par accepter une situation qui, certes, ne lui fera pas plaisir mais qui ne provoquera plus chez elle de frustation intense ni de boulimie.

CHAPITRE 2

CONTRÔLER SES ÉMOTIONS

Mission impossible?

«Il n'y a rien à faire, docteur, je suis excessivement nerveuse.»

«Je suis née très émotive, je ne pourrai sûrement jamais changer cela.»

«J'ai toujours eu les nerfs à fleur de peau, il va falloir que je vive toute ma vie comme ça.»

Des témoignages d'abandon et d'impuissance devant la possibilité de contrôler ses nerfs et ses émotions, j'en entends tous les jours. La très grande majorité des gens pensent vraiment qu'il n'y a rien à faire et cela est malheureux car c'est absolument faux. Ce sont ces témoignages qui m'ont amené à écrire ce livre afin de fournir à ces personnes les moyens nécessaires pour vivre enfin plus heureux.

Les nerfs ou les émotions, ça se contrôle. Nous avons vu au premier chapitre que les émotions sont des réactions acquises automatiquement tout comme nos autres habitudes. Nous ne venons pas au monde nerveux ou émotifs. Nous apprenons à travers notre apprentissage et notre éducation à réagir émotivement aux faits et aux situations qui nous entourent. Tout comme nos autres habitudes, nous les acquérons et, fait très intéressant, nous pouvons aussi les perdre.

«Je ne comprends pas.»

Un homme se présente à mon bureau. Il a un léger excès de poids. Il est âgé de 34 ans. Il m'explique qu'il n'a généralement pas de problème avec son alimentation sauf à l'occasion, quand survient une fringale bizarre, totalement inexplicable. La veille de sa visite au bureau, il en avait été justement atteint. C'est après une sortie au théâtre avec son épouse, soirée d'ailleurs très intéressante et réussie, que, de retour à la maison, la fringale s'est manifestée. En questionnant plus à fond cet homme, il finit par avouer qu'il aime beaucoup le théâtre mais qu'à chaque fois qu'il met les pieds dans une salle de spectacle, il ressent un malaise inexplicable.

«Dans le fond, je me sens mal pour les comédiens. Et vous me faites penser qu'après chacune de mes visites dans un théâtre, j'ai une de ces fameuses fringales ridicules.»

Le premier maillon de la chaîne était trouvé: ses fringales survenaient à la suite d'une émotion, de ce sentiment de malaise qu'il éprouvait pour les comédiens.

En le questionnant sur son passé, il m'apprit qu'adolescent il jouait du piano. Un jour, il avait été pressenti pour accompagner un jeune chansonnier à ses débuts. Le soir de la représentation, il était bien sûr très nerveux. La salle était bondée, l'annonceur-maison présente le chansonnier. Il entame les premières mesures au piano et subitement la tablette qui retient les partitions tombe, c'est la catastrophe. Un grand éclat de rire fuse de la salle. Notre pianiste est sous le coup de l'émotion, il replace la tablette et les partitions et recommence son intro musicale. Inutile de vous dire que tout le spectacle fut pénible pour notre musicien.

Pendant qu'il me racontait son histoire, je voyais qu'il comprenait mieux maintenant son comportement bizarre. Plus de 15 ans plus tard, à chaque fois qu'il mettait les pieds dans une salle de spectacle, même s'il ne faisait pas consciemment le rapprochement avec son expérience passée, automatiquement il revivait la même émotion ou presque.

L'être humain est ainsi fait. Les émotions que nous vivons sont toutes emmagasinées dans notre cerveau. L'exemple suivant va nous aider à comprendre comment nos émotions sont classées dans notre subconscient. Vous vous souvenez sans doute des phonograhes que l'on trouvait dans certains restaurants ou salles de danse. Les disques étaient alignés et, suite à votre commandement, un bras venait chercher le disque désiré afin de le faire jouer. Dans notre cerveau, nos émotions sont gravées comme sur un disque et sont en attente d'être jouées. Dès qu'un fait ou quelque chose rappelle un tant soit peu l'émotion enregistrée, automatiquement c'est l'ancien disque qui va jouer avec son intensité ancienne. La mémoire ne joue aucun rôle dans ce mécanisme. Que vous vous souveniez ou pas de l'incident passé, c'est automatiquement et sans aucun contrôle conscient que le vieux disque va jouer, c'est-à-dire que vous allez revivre votre ancienne émotion.

Autre fait important à retenir, l'intensité du fait qui déclenche ce mécanisme peut être dérisoire, tout à fait minime par rapport à la situation première. En autant que le fait rappelle, même inconsciemment, l'émotion passée, c'est la vieille réaction émotive qui va s'exprimer avec presque la même intensité. Vous avez peut-être déjà été témoin de la réaction d'une personne qui vient de perdre son chien. J'ai souvent constaté des réactions émotives presque aussi violentes que si la personne en question venait de perdre un proche parent ou un enfant. Une fois le mécanisme déclenché, tout se passe comme si c'était le vieux disque qui jouait.

Aussi, même si parfois les individus n'arrivent pas à comprendre tout de suite leurs réactions émotives, cela ne veut pas dire pour autant qu'il n'y ait pas d'explication, ni de solution.

Objection!

«Ce n'est pas bon de contrôler ses nerfs. Si nous gardons tout en dedans, cela peut nous rendre malade.»

Assez souvent, ce genre d'objection m'est faite. Elle provient d'une mauvaise compréhension du mécanisme du contrôle des émotions.

Ce que les gens veulent exprimer par cette observation, c'est que lorsqu'une personne est sous le coup de l'émotion, il vaut mieux qu'elle l'exprime, qu'elle la sorte hors d'elle-même plutôt que la garder en dedans. Et je suis tout à fait d'accord.

Contrôler ses émotions veut dire empêcher les émotions négatives de survenir. Tout le monde sait comme nous nous sentons mal sous le coup d'une colère, d'une peur ou d'une frustration sévère. En fait, une réaction émotive intense provoque dans notre système une réaction de stress. Nos glandes surrénales, qui sont de petites glandes situées au-dessus de nos reins, se mettent automatiquement à produire plus d'adrénaline, de nor-adrénaline et de cortisol: ce sont les hormones du stress. Presque instantanément, sous l'effet de ces hormones, notre pression sanguine s'élève et les battements de notre coeur s'accélèrent. Ces réactions amènent une augmentation de l'énergie qui devait servir anciennement à l'homme pour se défendre physiquement afin d'assurer sa survie. Mais la civilisation moderne a réduit considérablement le besoin d'effort physique, si bien que cette énergie reste à l'intérieur du corps et vient affecter nos divers organes. Plusieurs symptômes physiques apparaissent alors: ulcère d'estomac, hypertension, céphalée, mal de dos, fatigue, insomnie, artériosclérose, migraine, asthme et infections. Aujourd'hui il se fait beaucoup de recherche médicale où l'on tend à démontrer que même le cancer peut être le résultat du stress.

Il ne fait aucun doute que les émotions et le stress qu'elles engendrent doivent être prévenus.

«C'est bon d'avoir des émotions sinon la vie serait plate.»

J'entends aussi occasionnellement ce genre de remarque. Il ne s'agit certainement pas de devenir des robots sans sentiment, sans émotion. Ce sont les émotions négatives qui souvent détruisent, affaiblissent et font vieillir, qu'il faut prévenir.

Quant aux émotions positives, elles apportent la chaleur, l'enthousiasme et le bonheur que l'être humain sait apprécier. Celles-là, il faut apprendre à les cultiver.

«Pas moi!»

Dans un des cours que je donne aux personnes qui veulent maigrir et changer leur comportement, Jeanne, 59 ans, me demandait toujours ce que la psychologie venait faire dans le traitement de l'obésité. Elle ne se voyait pas émotive, ni stressée. Elle aimait tout simplement manger. Elle ne comprenait pas, malgré toutes mes explications, ce que la tête venait faire avec son problème de poids.

Je lui fis alors passer Victor, mon moniteur de comportement (tests psychologiques sur ordinateur). Les résultats furent surprenants: ses émotions enregistraient un total de 57, la normale devant être inférieure à 30. Elle était presque deux fois trop émotive. Les facteurs responsables de son émotivité: un perfectionnisme très élevé avec 18 points sur un maximum de 24 et une forte tendance à dramatiser les événements avec 8 points sur un total possible de 12.

J'explique à Jeanne ce qu'il en est, elle me regarde l'air perplexe et nous nous donnons rendez-vous pour la semaine suivante. Après avoir quitté mon bureau, Jeanne va directement à la bibliothèque pour y chercher un livre de psychologie. À la maison, elle se met à lire tout ce qui concerne le perfectionnisme et la dramatisation. Elle est bouleversée. Elle n'arrive pas à y croire. Elle constate qu'elle répond exactement à la description du livre. Après 59 ans d'existence, elle ne se connaissait pas encore et pourtant elle était une femme très cultivée qui avait passé sa vie dans l'enseignement!

Sa réaction fut violente: *«C'est effrayant, je suis névrosée et je ne le savais même pas.»* Mais comme, malgré son âge, elle avait le goût de s'améliorer, quelque temps plus tard elle me dit: *«Vous êtes la personne qui m'a le plus aidée dans ma vie.»*

Un des points qui me surprend toujours, c'est de voir combien les gens se connaissent mal, même s'ils pensent souvent le contraire. Ils développent des habitudes d'être depuis leur tendre enfance et prennent pour acquis que c'est tout à fait normal d'être ainsi. Ils ne sont plus les maîtres de leur comportement, ils en sont devenus les victimes sans le savoir.

Une femme de 50 ans, très dynamique, vient me consulter pour équilibrer son alimentation. Elle est gérante d'un important magasin à rayons, elle est très active dans plusieurs mouvements sociaux de la région et s'occupe efficacement de ses enfants et de son mari.

Après l'avoir questionnée sur son état de santé et l'avoir examinée, je lui donne mon verdict: «Vous souffrez de migraines depuis plusieurs années pour lesquelles vous prenez régulièrement des médicaments, vous souffrez d'ulcères d'estomac pour lesquels vous prenez aussi régulièrement des médicaments, vous êtes une personne excessivement stressée. Il va falloir traiter votre stress le plut tôt possible.»

«Je ne suis pas du tout stressée, docteur, me répond-elle. *J'aime beaucoup mon travail, mes activités sociales et ma famille. Je suis bien occupée, c'est vrai, mais je ne suis pas stressée!»*

Ce n'est que quelques semaines plus tard qu'elle a finalement commencé à réaliser: *«Vous aviez raison, je suis très tendue presque tout le temps. Depuis que vous m'en avez parlé, je suis beaucoup plus à l'écoute de mon corps. En voiture, j'ai toujours les bras raides. Au travail, dès qu'il y a un petit problème, je ressens une sensation de brûlure à l'estomac ou un violent mal de tête.»*

«Êtes-vous perfectionniste?»

«Non, pas du tout» me répond-elle.

Et pourtant tout ce qu'elle faisait devait toujours être parfait. Tout le monde autour d'elle devait toujours être heureux, ses employés, ses collègues, ses enfants et son mari. Si une seule de ces personnes semblait contrariée, elle se sentait aussitôt responsable et mettait tout en oeuvre pour rendre cette personne heureuse. Malgré sa personnalité toujours souriante, dynamique et positive, elle vivait, à son insu, un stress épouvantable et quotidien qui finissait par détruire sa santé. Elle était trop perfectionniste en se rendant responsable du bonheur des gens autour d'elle et malgré les signes physiques que lui donnait son corps, elle ne s'en rendait pas compte du tout!

Êtes-vous une personne stressée?

Pour chaque question, écrivez sur une feuille séparée le chiffre qui correspond à la fréquence à laquelle vous ressentez ces divers symptômes.

Écrivez: 0 pour jamais
1 pour à l'occasion (environ 1 ou 2 fois par mois)
2 pour assez souvent (jusqu'à une fois par semaine)
3 pour très souvent (plus d'une fois par semaine).

N'écrivez pas vos résultats dans le livre pour ne pas être influencé(e) par vos réponses lorsque vous recontrôlerez votre état de stress dans quelques semaines.

Question 1:

Vous arrive-t-il de ressentir, en dehors d'un exercice, un ou plusieurs de ces malaises: un souffle court, des palpitations ou des malaises dans la poitrine?

Réponse: ....

Question 2:

Avez-vous des douleurs dans le cou ou dans le bas du dos qui sont intermittentes et qu'une maladie ou anomalie physique ne peuvent expliquer?

Réponse: ....

Question 3:

Avez-vous les mâchoires serrées?

Réponse: ....

Question 4:

Avez-vous la gorge sèche?

Réponse: ....

Question: 5

Votre front est-il plissé?

Réponse: ....

Question: 6

Avez-vous les mains et les pieds froids et moites?

Réponse: ....

Question: 7

Avez-vous des bouffées de chaleur qui ne sont pas reliées à une condition physique connue, comme un effort violent ou la ménopause?

Réponse: ....

Question: 8

Transpirez-vous, même sans faire d'effort physique?
Réponse: ....

Question: 9

Êtes-vous fatigué(e) d'une façon anormale?

Réponse: ....

Question: 10

Tremblez-vous?

Réponse: ....

Question: 11

Avez-vous de la difficulté à digérer?

Réponse: ....

Question: 12

Vous sentez-vous étourdi(e)?

Réponse: ....

Question: 13

Ressentez-vous des engourdissements dans les mains, les pieds ou les deux?

Réponse: ....

Question: 14

Perdez-vous connaissance?

Réponse: ....

Question: 15

Avez-vous de la difficulté à dormir?

Réponse: ....

Additionnez maintenant tous les chiffres que vous avez écrits.

Si vous avez entre 0 et 5 points, il y a 3 possibilités. 1- Vous avez peut-être mal répondu au questionnaire, recommencez, plus consciencieusement. 2- Vous n'êtes peut-être pas à l'écoute de votre corps et vous prenez pour normal des signes de tension. 3- Si 1 et 2 son exclues, c'est que vous êtes très amorphe et que vous manquez de stimulant dans votre vie. Trop de stress ce n'est pas bon mais une absence totale de stress, c'est la mort.

Si vous avez entre 6 et 10 points, vous êtes tout à fait normal(e) et bien équilibré(e). Le stress à ce moment-ci de votre vie ne vous nuit pas du tout, vous l'assumez très bien. Félicitations.

Si vous avez entre 11 et 15 points, vous êtes normal(e) mais il vous faut faire attention pour ne pas dépasser vos limites. Apprenez à vous relaxer, évitez le surmenage et demeurez actif(ve). Une bonne hygiène de vie va vous permettre de profiter de la vie pendant longtemps.

Si vous avez entre 16 et 25 points, le stress est en train de vous avoir. N'hésitez plus, mettez en oeuvre tous les moyens pour reprendre le contrôle de vos nerfs. Le chapitre 3 vous fournira tous les moyens nécessaires à votre réussite. C'est sérieux, n'attendez pas qu'il soit trop tard.

Si vous avez 26 points et plus, vous êtes excessivement stressé(e). Votre qualité de vie en souffre énormément. Différentes maladies physiques sont sur le point d'apparaître si ce n'est tout simplement pas déjà fait. Ne vous découragez pas. Mettez en pratique tous les conseils de ce livre et consultez si possible un professionnel de la santé qui s'intéresse à ce domaine.

Êtes-vous une personne émotive?

Le stress et les émotions sont deux entités distinctes qui peuvent s'engendrer mutuellement. Une situation stressante peut provoquer facilement des émotions comme la peur, la frustration et même la culpabilité. De même une émotion peut aussi provoquer du stress avec palpitation et transpiration. C'est dans le but de vous amener à mieux vous connaître et à comprendre ce qui se passe à l'intérieur de vous que je vous présente ce deuxième questionnaire.

Pour chaque question, écrivez sur une feuille séparée le chiffre qui correspond le plus à ce que vous pensez. Plus tard, vous pourrez refaire le test pour voir votre amélioration sans être influencé(e) par vos réponses antérieures.

Répondez spontanément et sincèrement à chaque question sinon ce test n'aura aucune valeur. Répondez seul(e) sans l'aide d'aucune autre personne. N'oubliez pas, il n'y a pas de bonne ou de mauvaise réponse. Vous cherchez tout simplement à mieux vous connaître dans le but de vous améliorer.

Question 1:

Je n'ai jamais assez de temps pour tout faire ce que j'ai à faire.

0: Non, j'ai tout le temps qu'il me faut.
1: À l'occasion, il m'arrive de manquer de temps.
2: Assez souvent, il m'arrive de manquer de temps.
3: Je n'ai jamais assez de temps.

Réponse: ....

Question 2:

J'attends beaucoup des autres et je suis souvent déçu(e) même si ce n'est pas toujours grave.

0: Je ne suis pas d'accord du tout.
1: Cela pourrait m'arriver occasionnellement.
2: Cela pourrait m'arriver assez souvent.
3: Je suis tout à fait d'accord.

Réponse: ....

Question 3:

Je m'embarque dans très peu d'activités et jamais si je ne suis pas tout à fait sûr(e) de réussir.

0: Je ne suis pas d'accord du tout.
1: Cela pourrait m'arriver occasionnellement.
2: Cela pourrait m'arriver assez souvent.
3: Je suis tout à fait d'accord.

Réponse: ....

Question 4:

Je suis très exigeant(e) pour moi-même.

0: Non, jamais
1: Occasionnellement
2: Assez souvent
3: Tout le temps

Réponse: ....

Question 5:

Quand je fais une gaffe, je l'oublie rapidement.

0: Tout le temps
1: La plupart du temps
2: J'ai de la difficulté mais je finis par l'oublier.
3: J'ai beaucoup de difficulté à oublier.

Réponse: ....

Question 6:

Dans la vie, il y a une place pour chaque chose et cela doit toujours être respecté.

0: Je ne suis pas d'accord du tout
1: Je suis plutôt en désaccord.
2: Je suis plutôt d'accord.
3: Je suis tout à fait d'accord.

Réponse: ....

Question 7:

Je suis très susceptible et j'attaque souvent avant d'être attaqué(e).

0: Je ne suis pas d'accord du tout.
1: Je suis plutôt en désaccord.
2: Je suis plutôt d'accord.
3: Je suis tout à fait d'accord.

Réponse: ....

Question 8:

Je suis profondément bouleversé(e) si j'apprends que quelqu'un ne m'aime pas.

0: Non, pas du tout.
1: Je suis peiné(e) mais pas bouleversé(e).
2: Je suis assez bouleversé(e).
3: Je suis très bouleversé(e).

Réponse: ....

Question 9:

Il n'y a pas de justice. Ce sont toujours les mêmes qui réussissent. Moi, je n'ai jamais eu de chance.

0: Je ne suis pas du tout d'accord.
1: Je suis plutôt en désaccord.
2: Je suis plutôt d'accord.
3: Je suis tout à fait d'accord.

Réponse: ....

Question 10:

Devant un problème, je recherche l'aspect positif.

0: Toujours
1: La plupart du temps

2: Occasionnellement
3: À peu près jamais

Réponse: ....

Question 11:

J'ai l'impression qu'un malheur va bientôt arriver.

0: Jamais
1: Occasionnellement
2: La plupart du temps
3: Toujours

Réponse: ....

Question 12:

Quand une personne n'a pas réussi dans un domaine, ce n'est pas à 40 ou 50 ans qu'elle va changer.

0: Je ne suis pas du tout d'accord.
1: Je suis plutôt en désaccord.
2: Je suis plutôt d'accord.
3: Je suis tout à fait d'accord.

Réponse: ....

Question 13:

J'ai beaucoup d'énergie mais je manque d'activités intéressantes à faire. (Peu importe que ce soit à cause de vous ou d'autres personnes.)

0: Cela ne m'arrive jamais.
1: Cela m'arrive à l'occasion.
2: Cela m'arrive assez souvent.
3: Cela m'arrive très souvent.

Réponse: ....

Question 14:

Je prends les problèmes des autres personnes dans mon entourage comme si c'était les miens.

0: Jamais
1: Occasionnellement
2: Assez souvent
3: Très souvent

Réponse: ....

Question 15:

Je ne souffre pas de solitude.

0: Je n'en souffre pas du tout.
1: J'en souffre occasionnellement.
2: J'en souffre assez souvent.
3: J'en souffre très souvent.

Réponse: ....

Additionnez maintenant les chiffres que vous avez écrits.

Si vous avez entre 0 et 5 points, il y a deux possibilités:

1- Vous avez mal répondu au questionnaire. Recommencez plus consciencieusement. 2- Vous n'êtes pas à l'écoute de votre comportement. Vous vous connaissez probablement très mal. Vous faites les choses d'une façon tout à fait automatique depuis de nombreuses années et vous avez l'impression que c'est la seule façon de les faire. Vous semblez très amorphe, vous auriez probablement avantage à mettre plus de piquant dans votre vie.

Si vous avez entre 6 et 10 points, vous êtes très bien équilibré(e) sur le plan émotionnel. Continuez à agir et à penser de la même façon, vous avez une recette gagnante.

Si vous avez entre 11 et 15 points, vous êtes normal(e) et vous contrôlez bien vos émotions. Cependant méfiez-vous de certains de vos comportements et façons de penser. Vous pourriez peut-être être enclin(e) à perdre le contrôle de vos émotions dans certaines situations difficiles. En gardant un bon contact avec vous-même, vous n'aurez pas de problème.

Si vous avez entre 16 et 25 points, vous êtes une personne assez émotive. N'hésitez pas et mettez tout en oeuvre pour prendre le contrôle de vos émotions. Ce livre vous sera un guide parfait. La qualité de votre vie s'améliorera considérablement.

Si vous avez 26 points et plus, vous êtes une personne excessivement émotive. Votre qualité de vie en souffre énormément. Ne vous découragez pas, il y a quelque chose à faire. Mettez en pratique tous les conseils de ce livre. Relisez-le plusieurs fois et consultez si possible un professionnel de la santé qui s'intéresse à ce domaine.

Évaluation globale

En regardant les résultats de vos deux questionnaires, identifiez clairement lequel est le plus élevé.

Puis, essayez d'établir lequel cause l'autre. Est-ce le stress qui cause vos émotions ou les émotions qui causent votre stress? Pour avoir des résultats durables, il est très important de travailler sur les causes de vos problèmes.

En lisant les prochains chapitres et plus particulièrement à partir du chapitre 4, essayez d'identifier vos propres comportements et façons de penser qui sont responsables de vos problèmes de nerfs. Vous appliquerez ensuite les techniques enseignées.

Une fois par mois, refaites le plus objectivement et le plus sincèrement possible vos deux inventaires. Vous pourrez ainsi suivre votre évolution, ce qui est une grande source de motivation. Ne regardez pas vos réponses antérieures avant de remplir le questionnaire. Comparez seulement, une fois les deux inventaires faits. Une amélioration de quelques points est déjà significative d'un progrès. Soyez modeste dans vos attentes. On ne change pas complètement du jour au lendemain.

CHAPITRE 3

LES 5 ÉTAPES DU TRAITEMENT

Première étape: un esprit sain dans un corps sain

Le premier élément à considérer lorsqu'on s'attaque au traitement du stress et des émotions, c'est l'état de la condition physique de la personne. Il est presque impossible, si la condition physique de la personne est lamentable, d'espérer améliorer sa condition nerveuse.

Prenons un exemple: vous avez probablement à la maison une calculatrice électronique qui fonctionne sur piles. Qu'arrive-t-il lorsque la pile faiblit? Additionnez 2 + 2: la réponse est rarement 4. L'appareil fonctionne encore, les chiffres s'illuminent mais les résultats sont erronés. La seule solution: changez les piles.

L'être humain fonctionne de la même façon: le corps fournit l'énergie au cerveau. Le corps est la pile qui fournit l'énergie au cerveau électronique que nous avons entre les deux oreilles. Lorsque le corps n'arrive plus à fournir l'énergie suffisante, notre tête fonctionne moins bien. Une petite contrariété peut devenir une catastrophe. Nous ne sommes plus capable d'additionner 2 + 2 = 4 de façon adéquate. Nos ancêtres avaient compris cela lorsqu'ils proclamaient: Un esprit sain dans un corps sain.

Le repos

Le premier élément, qui est aussi le plus indispensable, pour pouvoir assurer un corps sain, c'est le repos. Sans repos il est impossible de pouvoir contrôler ses émotions. Remarquez bien votre comportement lorsque vous êtes fatigué(e): rien ne va plus, une petite contrariété vous semble une montagne et vous avez le goût de tout lâcher. Surtout n'essayez pas de résoudre un problème, ni de vous comprendre lorsque vous êtes dans cet état. La seule chose à faire: allez vous reposer. Vous avez besoin de recharger vos piles et c'est le sommeil qui va le faire. Le lendemain, il vous est peut-être déjà paru étrange de constater comment le problème qui, la veille, vous semblait insurmontable, n'en est plus un. Quand la pile est rechargée, la calculatrice entre vos deux oreilles fonctionne mieux.

En général, l'être humain a besoin de 7 à 8 heures de sommeil par jour. C'est durant le sommeil que tout le corps se régénère et refait ses forces. Je vois parfois en consultation des personnes qui ne dorment que 3 ou 4 heures par nuit et qui se disent en bonne forme. Le problème vient du fait qu'une personne peut s'habituer à dormir très peu et ne pas ressentir tout de suite les méfaits du manque de sommeil. Mais attention, ce n'est que partie remise. Tôt ou tard, on paie pour cela.

Le poids idéal

Le deuxième élément nécessaire pour assurer un corps sain et un esprit sain, c'est le maintien du poids idéal. Plusieurs sursauteront en lisant ces lignes mais les preuves sont nombreuses.

Il y a quelque temps, se présentait à mon bureau Marcel, un homme d'affaires. Sa condition physique était lamentable. Il avait 30 kilos (66 livres) en trop et à cause d'une mauvaise alimentation, présentait des crises d'hypoglycémie. Ces crises se manifestent par des rages de faim, des tremblements, de la transpiration et de l'agressivité. Elles peuvent survenir une ou plusieurs fois par jour et sont le résultat d'un taux de sucre trop bas. Il m'avoua que ses affaires, il était le propriétaire d'une compagnie de transport assez importante, n'allaient pas très bien, qu'il était fatigué et qu'il voulait vendre sa compagnie. Quelques mois plus tard, après avoir perdu une vingtaine de kilos (une quarantaine de livres), il m'avoua que depuis sa cure d'amaigrissement, il se sentait rajeuni, plein d'énergie et qu'il n'était plus question de vendre sa compagnie puisqu'il avait presque doublé son chiffre d'affaires. Aux dernières nouvelles, il s'apprêtait à acheter l'entreprise d'un de ses concurrents.

On pourrait m'objecter qu'il existe des personnes obèses qui réussissent très bien. C'est vrai. Mais essayez d'imaginer ce que ces personnes pourraient faire avec une dépense beaucoup moindre d'énergie: elles pourraient faire encore mieux ou entreprendre d'autres activités intéressantes sans être fatiguées et sans user leur organisme.

Voici ce que raconte Sandra après avoir perdu 30 kilos (66 livres): *«Avant j'étais toujours de mauvaise humeur. Dès le moment où je me levais le matin et où je me regardais dans le miroir, mon humeur devenait affreuse. Je passais la journée à chicaner après les enfants. Je ne faisais presque rien de mes journées. J'arrivais difficilement à faire mon ménage, j'étais toujours fatiguée et je me disais que le diable l'emporte. Rien ne me faisait rien. À la fin, je ne préparais même plus les repas de mon mari ni des enfants. Aujourd'hui je suis une nouvelle personne. Mon humeur a beaucoup changé. Je contrôle beaucoup mieux mes nerfs et mes émotions. Je ne m'en fais plus pour rien. Je suis beaucoup plus patiente avec les enfants et l'atmosphère à la maison a changé complètement. Les enfants me semblent beaucoup moins agités. Je crois bien que c'était moi le problème. Je suis tout excitée, je vais commencer un travail à temps partiel la semaine prochaine. Si on m'avait dit cela, il y a quelques mois seulement, je ne l'aurais jamais cru.»*

L'activité physique

Le troisième élément pour assurer un corps sain et un esprit sain, c'est l'activité physique. Nous avons vu au chapitre précédent que le stress que nous subissons déclenche en nous une énergie qui doit sortir sous forme d'exercice physique. Si cette énergie ne sort pas par la contraction musculaire, elle reste à l'intérieur du corps et y attaque les différents organes.

Hier, je recevais à mon bureau une jeune femme de 25 ans à qui je venais de faire passer «Victor» (tests sur ordinateur pour évaluer le comportemet d'une personne). Le résultat indiquait beaucoup de stress et un manque total d'activité physique. À ma suggestion d'entreprendre le plus tôt possible un programme d'exercices adapté à ses goûts pour l'aider dans sa cure d'amaigrissement et surtout dans le contrôle de ses nerfs, elle me répond: *«Quand j'arrive à la maison après ma journée de travail, je suis exténuée. Il m'est impossible de faire de l'exercice physique. Même la fin de semaine je n'y arrive pas, je suis trop fatiguée. Je passe la majeure partie de mon temps à dormir.»*

Effectivement, cette jeune femme se sentait excessivement fatiguée après une journée de travail et ce surtout à cause de son stress. En une journée, elle était tellement tendue qu'elle dépensait l'énergie d'une personne normale en 2 jours. Pas étonnant qu'elle se sente épuisée. Comme son travail n'est pas physique, elle est secrétaire, son énergie se retourne contre elle. La première solution: faire de l'exercice. Ce sera pour elle son meilleur repos. Trop dormir ou dormir plus de 9 heures est presque aussi néfaste que de ne pas dormir assez.

Tentez l'expérience, après une dure journée de travail, prenez votre courage à deux mains et faites un exercice assez exigeant qui vous fait transpirer. Vous pouvez sauter à la corde, danser, faire du jogging ou de la bicyclette... Vous serez sûrement surpris de constater qu'après une quinzaine de minutes, vous vous sentirez reposé(e).

Plusieurs études scientifiques portant sur les relations entre l'activité physique et le comportement psychologique ont été faites. Tous les résultats sont concluants: les personnes qui ont une activité physique sur une base régulière, c'est-à-dire au moins 20 minutes trois fois par semaine, sont plus calmes, moins émotives, beaucoup plus créatrices et réussissent généralement beaucoup mieux dans la vie. Nous connaissons aujourd'hui les raisons de ce phénomène. L'activité physique provoque la secrétion dans le cerveau de certaines hormones qu'on appelle des endorphines.

Les endorphines sont des hormones naturelles qui ont certaines propriétés ressemblant à celles de la morphine, une drogue utilisée médicalement pour éliminer la douleur. Les endorphines ont donc des propriétés stimulantes et relaxantes, provoquent un état de bien-être et diminuent la douleur.

Le choix de l'activité physique à faire est très important. Choisissez une activité appropriée à vos goûts, à votre âge et à votre condition physique. Ultimement. la marche est un très bon exercice qui apaise beaucoup les nerfs. Faites-le si possible 4 ou 5 fois par semaine, entre 30 et 60 minutes à une bonne cadence.

L'activité physique est la meilleure pilule pour les nerfs que je connaisse. Personne ne peut s'offrir de ne pas en faire.

Deuxième étape: la relaxation

Tout le monde est convaincu aujourd'hui, dans la société bouleversée dans laquelle nous vivons, de l'utilité de se relaxer. Malheureusement, peu de gens le font. Les excuses sont diverses: «Je n'ai pas le temps», «Ça ne marche pas pour moi», «Je ne sais pas comment».

Se relaxer est à la portée de tout le monde. L'excuse du manque de temps n'est sûrement pas valable puisque, une fois relaxée, nous pouvons faire deux fois plus rapidement et avec plus d'efficacité notre travail.

Tout le monde peut aussi se relaxer. Bien entendu, certaines personnes ont plus de facilité et réussissent plus rapidement. Si vous êtes de ces personnes qui prennent un peu plus de temps pour bien sentir les effets de la relaxation, c'est qu'au départ vous êtes très tendu(e) et que vous en avez besoin. Persévérez dans la pratique de la technique et vous verrez des résultats bientôt. Sachez aussi choisir la technique de relaxation qui vous convienne. Il y en a plusieurs types différents. Si vous avez l'impression de ne pas avancer avec une technique, essayez-en une autre. Chaque personne a ses préférences.

L'excuse de ne pas savoir comment se relaxer ne pourra plus exister une fois que vous aurez lu les prochaines lignes. Les docteurs J.H. Schultz, d'Allemagne, et Luthe, de Montréal, ont démontré les mécanismes impliqués lors de la relaxation. En décontractant les muscles du corps, un signal est transmis au cerveau qui s'apaise à son tour, les ondes cérébrales ralentissant. Et le cercle continue, le cerveau plus calme excite moins le corps et un comportement calme entraîne une pensée calme.

Les activités relaxantes

Plusieurs personnes ont adopté certaines activités qui les aident à se relaxer. Écouter de la musique douce est sûrement une des activités les plus populaires. Depuis longtemps la musique est reconnue pour son pouvoir de relaxation.

Réservez-vous une période d'au moins 20 minutes si possible 4 ou 5 fois par semaine pour écouter une musique calme que vous aimez.

La lecture peut aussi aider à la détente. Le choix de la lecture est aussi important et doit favoriser le calme. Nous pouvons aussi associer musique et lecture, ce qui augmente l'effet de relaxation.

La marche dans un endroit propice à un rythme doux peut favoriser la rêverie et la détente. La marche doit être prolongée sur une période d'au moins une demi-heure et si possible 4 ou 5 fois par semaine.

Les techniques de relaxation

Plusieurs techniques existent et sont recommandables. Deux des plus connues sont la méditation transcendantale et le yoga. Si vous êtes déjà un adepte ou si vous avez le goût de pratiquer ces techniques, allez-y en toute confiance, elles ont fait leurs preuves.

Maigrir par la suggestion

Il s'agit d'un album de 6 cassettes sonores contenant un programme complet de relaxation et de suggestion adaptable à chaque individu. J'ai mis au point ce programme et, depuis 3 ans, les résultats ont été impressionnants.

Chaque personne peut y trouver le type de relaxation dont elle a besoin et, plus encore, elle a le choix, lorsqu'elle n'a pas le temps de prendre 20 minutes pour se relaxer, de faire des techniques abrégées de 5 minutes. Une musique spéciale de relaxation soutient tout le programme. La grande qualité de cet album sonore est de pouvoir s'adapter aux besoins de chaque individu.

Voici la liste des thèmes enregistrés dans *Maigrir par suggestion:*

1—Relaxation autogène, durée 20 minutes.

2—Relaxation autogène et suggestion pour maigrir, durée 20 minutes.

3—Relaxation progressive, durée 20 minutes.

4—Relaxation progressive et suggestion pour maigrir, durée 20 minutes.

5—Relaxation autogène abrégée, durée 5 minutes.

6—Programmation pour maigrir, durée 6 minutes.

7—Programmation pour prendre un jour à la fois, durée 6 minutes.

8—Programmation pour éliminer la culpabilité, durée 6 minutes.

9—Programmation pour éliminer le sentiment de privation et de frustration, durée 6 minutes.

10—Programmation pour éliminer le goût du sucre, durée 6 minutes.

11—Programmation pour éliminer le goût du gras, durée 6 minutes.

12—Programmation pour éliminer l'influence de l'entourage, durée 6 minutes.

13—Programmation pour contrôler ses émotions, durée 6 minutes.

14—Programmation pour diminuer l'importance de la nourriture, durée 6 minutes.

15—Programmation pour apprendre à se récompenser, durée 6 minutes.

16—Programmation pour développer la volonté, durée 6 minutes.

17—Programmation pour l'activité physique, durée 6 minutes.

18—Programmation pour maintenir son poids, durée 6 minutes.

19—Programmation pour éliminer le «grignotage», durée 6 minutes.

20—Programmation pour cesser de fumer, durée 6 minutes.

21—Programmation pour éliminer l'alcool, durée 6 minutes.

22—Programmation pour développer l'amour de soi et des autres, durée 6 minutes.

23—Programmation pour développer la confiance en soi, durée 6 minutes.

24—Programmation pour croire et mériter le succès, durée 6 minutes.

Si vous voulez avoir plus de renseignements sur les techniques de relaxation et la façon de les faire sans appareil à cassette sonore, je vous recommande de consulter dans mon livre *MAIGRIR PAR LA MOTIVATION* le chapitre sur le pouvoir alpha, page 272 et suivantes.

Si les résultats de votre inventaire sur le stress sont élevés, n'hésitez pas et commencez le plus tôt possible une technique de relaxation qui vous sera appropriée. Vous serez à même de constater dans un mois, lorsque vous referez votre questionnaire sur le stress, une amélioration considérable.

Qui peut s'en passer?

Une jeune mère de famille à qui j'avais suggéré de faire une technique de relaxation me raconte son expérience:

«J'ai deux jeunes enfants mais je dois quand même travailler à l'extérieur de la maison. Quand je rentre à la maison après ma journée de travail, je suis littéralement épuisée. Il ne faut pas que personne me parle. Avant que j'apprenne à me relaxer, je chicanais continuellement les enfants. Pourtant ils n'étaient pas pires que les autres. Maintenant, quand je rentre à la maison, je m'isole aussitôt dans ma chambre, je sors ma cassette de relaxation et je me relaxe pendant 20 minutes. Quand je sors de ma chambre, je suis une femme neuve. Je me sens remplie d'une énergie nouvelle. Mes relations avec les enfants sont bien meilleures et je constate qu'ils sont beaucoup plus calmes. C'était en fait de ma faute s'ils étaient un peu agités.»

Cette jeune femme ne peut sûrement pas se passer de sa relaxation... Mais qui peut vraiment s'en passer?

Cela demande un petit effort, certes, mais les résultats sont tellement importants pour améliorer notre qualité de vie. Il est estimé que 5 minutes de relaxation équivaut à

1 heure de sommeil réparateur. Je dois vous avouer que moi non plus je ne peux pas m'en passer.

Troisième étape: se défouler positivement

Nous savons que, le plus souvent, nos émotions surviennent automatiquement et instantanément suite à une contrariété. C'est ce qui fait qu'avant même d'avoir pu contrôler quoi que ce soit nous sommes aux prises avec une réaction physique de stress. Notre pouls devient rapide, notre tension artérielle augmente et notre coeur devient plus irritable.

Il faut donc alors apprendre à nous défouler sainement pour que notre corps n'ait pas à souffrir trop longtemps de cette situation.

La première façon de se défouler est la contraction musculaire. Nous avons vu tantôt que c'était le meilleur moyen de se débarrasser de l'énergie produite par le stress. C'est ainsi que plusieurs femmes sous l'emprise d'une forte émotion se mettent à changer les meubles de place dans la maison. L'effort physique est le moyen le plus naturel et le plus efficace pour se défouler. Plus l'intensité de l'émotion et du stress est grande, plus l'intensité de l'effort physique doit être grande. Les personnes qui ne sont pas en forme physique, ou qui sont porteuses d'une maladie importante, devraient faire attention cependant de ne pas dépasser le niveau d'activité physique que leur santé leur permet.

Certaines activités peuvent être recommandées comme la marche rapide, le jogging, le lever des poids et haltères et même frapper un matelas ou un oreiller.

La seconde façon de se défouler est l'écriture. Sur une feuille de papier, écrivez tout ce qui vous passe par la tête. Écrivez les sentiments les plus agressifs que vous avez face à la personne ou à la situation responsable de votre état émotif. N'essayez pas de juger de la logique et du réalisme de vos écrits, défoulez-vous. Écrivez les mots même les plus grossiers et vos pensées les plus vilaines. Une fois que vous aurez passé votre rage, détruisez ce que vous venez d'écrire car fort probablement cela ne correspond pas à ce que vous pensez vraiment de la situation. N'ayez aucun sentiment de culpabilité, ni de remords face à ce que vous venez d'écrire. C'est tout à fait normal pour un être humain d'avoir, à l'occasion, ce genre de réaction. De toute façon, vous n'avez en réalité attaqué ni blessé personne. N'oubliez pas de détruire immédiatement ce papier.

La troisième façon de se défouler est le langage intérieur. L'an dernier, mon fils alors âgé de 11 ans revient de sa première journée d'école en pleurs. Il est inconsolable et dit ne plus vouloir retourner à l'école. Je finis par comprendre que son nouveau professeur, dans le but de bien asseoir son autorité, avait été assez menaçant. Les élèves devaient toujours être obéissants et réussir à 100 p. cent sous peine de sanction sévère. La réaction de mon fils fut désastreuse. Il ne voyait pas comment il pourrait être à la hauteur des exigences de son nouveau professeur. En bavardant avec mon fils, je lui dis de tout simplement faire son possible comme il avait toujours fait d'ailleurs dans le passé. Ce qui importait, ce n'était pas la satisfaction du professeur mais bien sa propre satisfaction à lui sur la qualité de son travail. Il étudiait pour lui, pas pour plaire à son professeur. En même temps, je le rassurai sur l'appréciation que nous avions de son travail.

Le lendemain, à son retour de l'école j'appréhendais un peu son attitude mais il était rayonnant. Alors je lui demande: «Ton professeur était de meilleure humeur aujourd'hui?» Il me répond: «Pas vraiment, mais quand il a commencé à crier et à nous menacer, j'ai arrêté de l'écouter et je me suis répété dans ma tête: tu peux causer, mon lapin, mais tu ne me feras pas perdre ma bonne humeur. Au lieu d'avoir le goût de pleurer comme hier, j'avais plutôt le fou rire. J'ai raconté ça à mes amis et ils ont fait comme moi, nous avons bien ri.»

Au cours d'un voyage, j'ai rencontré un jour un couple près de la cinquantaine. La femme critiquait continuellement son mari sur à peu près tout. Alors que je m'informais de l'état de son ménage, l'homme me répondit qu'ils étaient mariés depuis 27 ans et qu'ils n'avaient jamais eu de problème de couple.

Comme je m'étonnais du comportement de son épouse, il m'avoua qu'elle avait toujours été comme cela mais qu'il avait développé une technique où, intérieurement, il lui répondait du tac au tac souvent d'une façon agressive. Il connaissait bien sa femme, il l'appréciait pour ses grandes qualités et il avait développé ce moyen pour ne pas se sentir frustré par ses fréquentes critiques. Pendant le reste du voyage, à chaque fois que son épouse le critiquait, il faisait le signe de pointer son front avec son index, me signifiant par là qu'il était en train de lui répondre et de se libérer de son agressivité. Le langage intérieur est une technique très intéressante qui vaut la peine d'être pratiquée afin de développer l'habileté à s'en servir efficacement lorsque la situation l'exige.

Encore ici, ce que nous nous disons ne peut insulter, ni blesser l'autre personne. Le problème devrait donc normalement se dissiper beaucoup plus rapidement que si vous répondez agressivement à votre interlocuteur.

Soit dit en passant, l'attitude du professeur de mon fils a finalement changé et il fut l'un de ses meilleurs professeurs.

Quatrième étape: la technique du STOP

Vous remarquerez en analysant votre comportement que votre cerveau ne peut penser qu'à une seule chose à la fois. Il peut arriver que vous vous promeniez d'une pensée à l'autre assez rapidement mais en un moment donné, votre cerveau ne peut penser qu'à une seule chose à la fois.

Vous remarquerez aussi que lorsque vous pensez à quelque chose d'agréable, vous vous sentez bien et votre corps est plus détendu. Aussi, lorsque vous pensez à quelque chose de mauvais, vous vous sentez mal dans votre peau et votre corps est plus tendu.

Pour réussir à contrôler vos émotions et à être bien, il vous suffit alors de choisir ce à quoi vous voulez penser. En réalité, vous pouvez être le maître de vos pensées. Faites l'expérience immédiatement: arrêtez de lire et pensez à votre prochain voyage au bord de la mer ou pensez à l'activité que vous aimez le plus faire. Vous venez de vous prouver que vous avez le choix de vos pensées.

Certaines personnes ont des objections.

«C'est bien beau de choisir ses pensées quand tout va bien mais quand je suis préoccupé(e), les idées négatives m'envahissent. Je ne suis plus capable de m'en débarrasser, c'est comme une obsession.»

C'est bien vrai que c'est plus difficile de choisir ses pensées lorsque nous sommes préoccupés par un problème mais c'est faisable. C'est une question d'entraînement.

Je vous recommande tout particulièrement la technique du stop. Lorsque vous êtes en proie à un stress ou à une émotion désagréable, dites, tout haut si possible, STOP. Dites-le le plus fort possible. En même temps, imaginez un signal d'arrêt que vous trouvez sur le coin des rues. Puis rapidement, transportez-vous par la pensée au milieu d'un paysage ou d'une situation qui appelle le calme et la sérénité. Il est très important que l'image de calme et de sérénité que vous choisirez signifie beaucoup pour vous et que vous puissiez y associer une émotion positive.

Au début, les résultats seront de courte durée et vous devrez répéter la technique même plusieurs fois par jour. Mais après quelques jours d'entraînement, les résultats de détente seront plus durables.

Je le répète, le succès de cette technique réside premièrement dans le choix de l'image relaxante qui doit provoquer chez le sujet une forte émotion positive et, deuxièmement, sur l'utilisation répétée de la technique. Cette répétition devrait se faire sur une période d'au moins 21 jours afin de créer une nouvelle habitude où, spontanément, le cerveau posera un stop à une pensée négative et s'orientera automatiquement vers une pensée positive.

Un de mes amis, un important homme d'affaires, me raconte comment il fait face au stress lors de grosses transactions financières:

«Quand je me sens stressé et que je commence à douter et à avoir peur, je mets le stop et je me dis que l'argent n'est pas plus important que ma santé. Je me vois alors en train de jogger sur le bord de la mer, les pieds nus dans l'eau, ébloui par les rayons du soleil qui caressent ma peau.

L'effet est instantané, je sens que la tension diminue et je peux continuer mes affaires.»

Faites comme mon ami concentrez-vous sur une situation agréable, vivez-la en DÉTAIL et ressentez l'émotion positive. Choisissez d'avance la situation pour que, lorsque se présentera l'occasion, vous puissiez rapidement la faire intervenir. Seule la pratique de cette technique vous donnera les résultats souhaités.

Cinquième étape: prévenir au lieu de guérir

Le but ultime recherché dans le contrôle des émotions est d'empêcher l'apparition d'émotions négatives. C'est facile de dire à quelqu'un: ne soyez pas si émotif, vous devriez contrôler vos émotions ou vous n'avez pas raison d'être si frustré. Mais c'est malheureusement plus facile à dire qu'à faire.

Ce chapitre est très important parce qu'il vous donne les moyens nécessaires pour y arriver. À peu près tout le monde peut devenir moins émotif en mettant en pratique les techniques qui vont suivre. Ces techniques ont été éprouvées et sont très efficaces mais sans votre participation répétée jour après jour, elles ne pourront vous changer.

La première chose qu'il vous faut accepter, si vous espérez un jour être une personne moins émotive, c'est que vous allez continuer pour un certain temps, malgré votre bonne volonté et vos nouvelles connaissances acquises, à ressentir des émotions négatives. L'être humain ne peut pas, même s'il veut et s'il sait quoi faire, penser pouvoir immédiatement contrôler ses émotions. Savoir et pouvoir, voilà bien deux entités distinctes.

Apprendre de ses erreurs

Fait surprenant, notre seule façon de progresser dans le contrôle des émotions, c'est par nos expériences négatives. Si, pendant le prochain mois, vous n'êtes soumis(e) à aucun stress, ni à aucune situation émotive désagréable, vous vous sentirez sûrement bien, mais cela ne voudra pas dire que le contrôle de vos émotions sera devenu meilleur. Alors ne soyez pas déçu(e) si, face à une prochaine situation, vous ne réagissez pas de la façon que vous auriez souhaité. Voilà une merveilleuse opportunité d'apprendre de ses erreurs.

C'est, en fait, la seule façon de progresser.

Apprendre à se connaître

Faire des erreurs, vivre des situations émotives désagréables, cela est indispensable dans le contrôle éventuel de nos émotions en autant que nous nous servons de ces situations pour apprendre à mieux nous connaître et pour nous améliorer.

Nous avons vu, au chapitre 1, le schéma que le docteur Albert Ellis nous proposait:

A—Le fait extérieur éveille

B—notre pensée sur cet événement qui provoque automatiquement

C—notre émotion et notre comportement.

Chaque expérience émotive négative devient donc une merveilleuse opportunité de refaire ce tableau en l'appliquant à notre cas particulier. Notre but ultime est de trouver la pensée qui nous anime face à l'événement.

Si nous n'arrivons pas à identifier clairement la pensée que nous avons sur la situation et à la changer ou à l'adoucir, nous ne pourrons pas espérer apprendre à prévenir les émotions négatives.

On ne change pas ce que l'on ne connaît pas. C'est donc la première étape: identifier la cause, une pensée fausse ou trop rigide.

Un crayon et un papier

Pour arriver à identifier clairement et objectivement votre pensée, il vous faut absolument écrire la séquence A-B-C que je viens de vous présenter.

Je suivais Jeannette, une institutrice de 55 ans, depuis plusieurs semaines pour son problème de poids. Elle perdait très bien quand subitement rien ne va plus.

«Je ne sais pas ce qui m'arrive, docteur, mais cette semaine je ne peux pas m'arrêter de grignoter.»

Alors je lui suggérai de faire son journal alimentaire personnel.

La semaine suivante, elle me raconte:

«En écrivant ce que je mangeais, je me suis rendu compte que depuis deux semaines je me sentais un peu frustrée. Alors j'ai fait ce que vous m'avez conseillé. J'ai commencé par écrire sur un papier le C—je suis frustrée depuis 2 semaines et je grignote, puis je me suis demandé quelle était la raison de ma frustration et je l'ai trouvée. Mon mari a perdu son emploi il y a exactement 2 semaines. J'ai alors écrit le A—perte d'emploi de mon mari. Ensuite je me suis demandé quelle était ma pensée

sur cette situation. En fait j'étais déçue pour mon mari qui aura bientôt 60 ans qu'il perde son emploi, d'autant plus qu'il ne le prenait pas très bien. D'un autre côté, comme nous ne manquons pas d'argent et que mon mari a besoin de repos, nous pourrons possiblement profiter devantage de son nouvel état. Après avoir écrit le B—je suis déçue pour mon mari mais contente d'un autre côté, je me suis sentie soulagée. Depuis cette journée-là, j'ai repris ma diète comme par enchantement et je ne grignote plus.»

Avez-vous remarqué comment c'est facile de comprendre le comportement d'une autre personne et de lui donner de bons conseils? C'est parce que nous sommes plus objectifs face aux problèmes que les personnes directement impliquées.

Aussi sommes-nous meilleurs pour les autres que pour nous-même. En écrivant votre problème et en le décortiquant en A-B-C, vous aurez l'impression que vous analysez le comportement d'une autre personne. Vous serez alors beaucoup plus objectif avec vous-même et votre problème prendra des proportions moins exagérées, et plus réalistes.

Il n'y aura presque pas de progrès possible dans le contrôle de vos émotions si vous ne sortez pas votre crayon et votre papier après chaque expérience émotive désagréable que vous vivrez.

Le pouvoir de la répétition

Une fois que vous avez identifié la pensée irréaliste responsable de vos émotions, votre problème n'est pas encore réglé. Savoir est indispensable, mais seulement savoir, sans répéter dans sa tête la nouvelle pensée à acquérir, ne donne absolument rien. Il faut passer maintenant de la théorie à la pratique.

Il faut vous programmer tous les jours, si possible plusieurs fois par jour, et pour chaque émotion négative au moins 21 fois, pour arriver à changer votre pensée et acquérir une nouvelle façon de penser tout à fait automatique. Se programmer veut simplement dire se parler en répétant la nouvelle façon de penser que vous désirez ardemment acquérir. C'est la répétition qui vous assurera le succès.

Une importante compagnie de liqueurs douces a fait, il y

a quelques années, l'expérience suivante. Comme les dépenses de publicité télévisée étaient énormes puisque les annonces publicitaires de la compagnie passaient tous les jours et même plusieurs fois par jour, et comme le produit se vendait très bien, donc était très bien connu, on décida d'arrêter la répétition des messages télévisés pour une période de trois mois. Le but recherché était d'économiser et de faire encore plus d'argent. On tenta l'expérience dans une petite localité. Au début, la liqueur douce en question était au premier rang des ventes dans la région. Après trois mois, elle avait dégringolé et se situait au septième rang. Inutile de vous dire qu'on a repris immédiatement la répétition des messages publicitaires. Ce qu'il est intéressant de constater, c'est que même si les gens connaissaient encore la marque de la liqueur douce, ils ne l'achetaient plus. Seule la répétition des messages influence le comportement des personnes.

C'est ce même principe qu'il faut employer pour changer notre façon de penser et notre comportement. Les grandes compagnies ont compris depuis longtemps que c'était ce qu'il fallait faire et si cela marche pour elles, ça va aussi marcher pour vous. C'est uniquement le message qu'il vous faut changer. N'oubliez pas qu'un message répété, peu importe qu'il soit bon ou mauvais, deviendra votre nouvelle façon de penser qui, bientôt, vous paraîtra tout à fait normale.

Lorsque vous commencerez à répéter cette nouvelle pensée que vous voulez acquérir, elle vous semblera bizarre et non naturelle. En moins de trois semaines, elle vous paraîtra normale: vous aurez acquis une nouvelle habitude de penser.

Le jogging mental

Certaines personnes diront que c'est fatigant de se parler positivement tout le temps. Ce dont elles ne se rendent pas compte, c'est que ce n'est pas plus difficile de se parler positivement que négativement. Cela demande exactement le même effort, une fois l'habitude prise. Le problème vient du fait que ces personnes ont l'habitude d'être négatives et cela leur semble normal et naturel. N'oublions pas que chaque être humain se parle continuellement à une vitesse qui a été estimée à 1200 mots par minute. Alors, pourquoi ne pas prendre l'habitude de se parler positivement, ce sera notre jogging mental. Si nos muscles ont besoin d'exercice physique régulièrement pour être forts et en forme, notre cerveau en a aussi besoin. Se parler positivement, c'est notre jogging mental. Si on arrête de répéter, on perd la forme. C'est ainsi que l'être humain est fait et personne ne peut y échapper.

Le recouvrement

Francine est une secrétaire légale de 32 ans. En suivant mon programme de comportement et de motivation, elle a perdu beaucoup de poids et surtout elle a appris à contrôler ses émotions qui la faisaient manger. Voici le témoignage que lui écrivait son mari dernièrement: «Tu as plus de confiance en toi, tu cries moins avant de parler, tu écoutes plus avant de juger, tu es plus compréhensive, tu es moins jalouse et tu fonces plus dans de nouvelles activités.»

La nouvelle pensée qu'elle avait acquise et qu'elle se répétait chaque jour, se résumait ainsi: «Si tu ne peux changer le problème ou les personnes, alors accepte-les.» Elle avait vraiment développé l'habitude de se parler ainsi automatiquement dès qu'elle se sentait en état de conflit. Cela avait été extraordinaire. Il y a quelques semaines, elle se présente à mon bureau, bouleversée. Elle me dit: *«Je me demande sincèrement si tout ça a valu la peine. J'ai engraissé cette semaine et je me sens très mal dans ma peau. Mes mauvaises habitudes sont toutes revenues.»*

Effectivement, Francine semblait être revenue à ses habitudes et à ses émotions anciennes. Et c'était tout à fait normal. N'importe quelle habitude physique ou émotive, disparue depuis un certain temps, peut réapparaître au moment où l'on s'y attend le moins. Le plus souvent, ces anciennes habitudes réapparaissent en période de fatigue physique, de surmenage, de maladie ou face à un nouveau stress de forte intensité. Le patron de Francine avait critiqué son travail et ce pour la première fois en 5 ans. Elle ne l'avait pas accepté et s'était réfugiée automatiquement vers le réfrigérateur comme elle le faisait anciennement.

Le recouvrement, qui est en fait le retour d'une habitude disparue, est un processus normal et nous y sommes tous sujets. La première chose à faire, c'est d'accepter cet état comme étant normal. Si l'on ne se laisse pas décourager par ce retour, l'habitude disparaîtra de nouveau, cette fois très rapidement en quelques heures ou en quelques jours car elle n'a plus de base solide.

Francine a quitté mon bureau en se disant: *«C'est normal que j'aie eu ce recouvrement de mes anciennes habitudes; je me reprends en main, je continue à me parler positivement et tout ira bien très bientôt.»*

Le lendemain, elle s'était reprise en main et acceptait la critique de son patron même si cela ne lui faisait pas plaisir. Elle ne pouvait pas changer la situation. Elle ne pouvait que continuer à faire de son mieux.

À suivre

Les dix prochains chapitres vous permettront, à partir des expériences des autres, de vous reconnaître, d'identifier les pensées que vous avez sur les différents aspects de la vie et vous donneront les moyens spécifiques de vous programmer positivement.

CHAPITRE 4

CE N'EST PAS DE MA FAUTE

La mort

Henriette me consulte depuis quelques semaines pour un problème d'excès de poids. Elle a 52 ans. Nous sommes au début du mois de décembre. Depuis les dernières semaines, je constate que son moral semble diminuer et que son poids augmente. Je lui fais passer les deux tests de psychologie sur ordinateur: Victor, pour voir où elle en est avec ses habitudes, sa motivation et ses émotions, et Éloïse, pour chercher les raisons de son comportement étrange.

Les résultats sont révélateurs. Elle a de très mauvaises habitudes alimentaires, sa motivation à perdre du poids est pauvre et elle présente de nombreux symptômes de dépression. Éloïse nous dit que tout a été parfait dans l'enfance et l'éducaton d'Henriette. Mais un drame épouvantable est survenu pendant sa vie de femme mariée.

En effet, il y a 16 ans, elle perdait son mari dans un accident de voiture, le 23 décembre. Elle avait 34 ans et se retrouvait veuve avec 8 enfants. En racontant son histoire, même 16 ans plus tard, elle ne peut s'empêcher de pleurer.

Elle ne l'a jamais accepté. Depuis ce moment, sa vie est devenue un enfer. Après avoir perdu du poids dans les mois qui ont suivi l'accident, elle s'est mise à engraisser d'une façon importante par la suite. Elle mangeait pour compenser la perte de son mari. Je crois qu'elle n'a pas souri une fois depuis cet incident malheureux et ce en 16 ans. Elle me dit: *«Pourquoi est-ce arrivé, docteur? Ça fait 16 ans que je me pose la question et je ne trouve pas de réponse. Je l'ai demandé à un prêtre et je n'ai pas eu de réponse satisfaisante. C'est vraiment injuste. Ma vie est gâchée à jamais.»*

Si aujourd'hui Henriette est malheureuse, ce n'est pas la faute de la mort de son mari mais bien de sa faute à elle. Cela peut paraître un peu cruel mais c'est la vérité. Si elle est malheureuse, ce n'est pas à cause de la mort de son mari mais bien à cause de sa réaction prolongée à son décès.

Pendant 16 ans, elle s'est répété que c'était injuste; chaque jour, elle a cherché des coupables pour expliquer ses malheurs et pourtant c'est elle la seule responsable. Pendant 16 ans, elle n'a rien cherché de positif dans sa vie et pourtant il y en avait. Elle a entre autres très bien élevé ses huit enfants malgré une situation difficile.

J'ai recommandé à Henriette de pratiquer la technique du STOP. Il n'y a pas de pourquoi, il y a simplement un événement malheureux qui fait partie de la vie et qu'on ne peut pas changer. Il faut accepter la mort comme on accepte la vie. Nous n'avons pas d'autre choix sinon celui de vivre malheureux le restant de nos jours.

En deuxième lieu, j'ai recommandé à Henriette de faire la liste des succès qu'elle a connus durant les dernières années et tout particulièrement ceux reliés à l'éducation de ses huit enfants.

Finalement, je lui ai demandé de se concentrer quotidiennement sur les choses positives qui se passaient autour d'elle. Chaque soir, avant d'aller au lit, elle devait penser uniquement au positif de la journée et se programmer positivement pour le lendemain.

C'est uniquement à force de pratiquer ces techniques du stop, de recherche et de programmation positive qu'elle peut espérer vivre des jours meilleurs.

La faute des autres

Roger Bontemps, c'est le nom que je vais lui donner, a

29 ans. Il a 45 kilos (près de 100 livres) en trop. Après quelques semaines de diète, les résultats ralentissent et pourtant l'excès de poids est encore très important. Roger a vraiment l'air dégagé et ne semble pas s'en faire avec la vie. Comme je lui suggère de passer Victor (test pour évaluer le comportement sur ordinateur), il me répond:

«Je ne crois pas beaucoup à ça et je me connais très bien. Je ne crois pas que cela soit utile dans mon cas.»

Comme j'insiste, il finit par accepter. Les résultats sont bouleversants. Roger est profondément marqué par son obésité. Sa confiance en lui est fortement diminuée, il présente beaucoup de symptômes de stress et il est fortement émotif avec beaucoup de perfectionnisme. Son désir de vouloir tout faire à la perfection l'empêche même d'entreprendre plusieurs activités de peur de ne pas réussir à 100 p. cent.

En l'interrogeant, je me rends compte qu'il en est de même pour son problème de poids. Il ne désire pas prendre tous les moyens que je mets à sa disposition pour le motiver. En cas d'échec, il préfère garder l'excuse qu'en fait il n'était pas encore vraiment décidé à régler son problème, ce qui est moins culpabilisant que d'essayer à 100 p. cent et échouer.

Je sens que Roger devient subitement très mal à l'aise; il se sent attaqué. Son éternel sourire s'estompe et il se met à parler sans arrêt:

«Si je suis gros, ce n'est pas de ma faute. À la naissance, je pesais 4 kilos et demi (10 livres). Tout le monde est gros chez nous. Nous sommes tous de gros mangeurs. C'est bien beau d'essayer de moins manger mais avez-vous déjà essayé de sortir avec vos amis et de ne pas manger quand eux se bourrent la face? Je ne suis pas pour rester toujours tout seul chez moi. De toute façon, avez-vous déjà essayé de regarder la télévision sans manger? Ils n'arrêtent pas de vous tenter avec leurs annonces. On vit dans un monde de fous, je ne fume pas et je ne bois pas, il faut bien que je me relaxe comme tout le monde.»

Ouf! Roger n'est pas aussi heureux qu'il en a l'air. Il souffre de son problème d'obésité mais il ne se donne aucun moyen de réussir puisque c'est la faute des autres s'il est dans cet état.

Ce que Roger pense n'est pas la réalité. Ce n'est pas la

faute des autres s'il a un problème de poids, c'est de sa faute à lui. Bien sûr, certains faits expliquent pourquoi il est obèse: le fait d'être né dans une famille de gros mangeurs explique pourquoi il a acquis très tôt de mauvaises habitudes alimentaires. Mais s'il mange trop aujourd'hui, ce n'est pas la faute de ses parents. Ce n'est pas la faute non plus de ses amis, ni de la télévision, ni de son stress. Roger a le choix de ce qu'il mange, il a le choix de ce qu'il porte à sa bouche, il a le choix de perdre certaines habitudes néfastes pour lui. Je ne dis pas que cela est facile mais portez 45 kilos (100 livres) en trop, ce n'est pas facile non plus.

Roger devra réaliser que nous ne pouvons pas changer les autres, ni nos parents, ni nos amis, ni la télévision, ni la société dans laquelle nous vivons. La seule possibilité que nous ayons, et elle peut faire des merveilles, c'est de nous changer nous-même.

Le maudit argent

Je revoyais, après 4 mois, Jocelyne, une patiente de 35 ans. À sa visite précédente, elle était tout près de son poids idéal mais depuis, elle en avait repris beaucoup. Quand je lui ai demandé pourquoi elle avait repris tout ce poids, elle fut dans l'impossibilité de me répondre. Elle ne le savait réellement pas. Alors, je lui fis passer Éloïse. Éloïse est un test psychologique sur ordinateur que j'ai mis au point en vue d'identifier les causes responsables des difficultés à perdre du poids.

Jocelyne oeuvrait comme travailleuse sociale et son mari était ingénieur. Tout semblait parfait dans sa vie: milieu familial, travail, statut social, les enfants et l'éducation reçue des parents. Éloïse ne montrait qu'une faille: un échec financier.

«C'est écoeurant, mon mari et moi, nous travaillons depuis 12 ans et nous en sommes toujours au même point. Avec l'argent que nous gagnons, nous n'arrivons qu'à boucher les trous. L'été passé, nous avons été obligés d'annuler les vacances que nous devions prendre avec un ami, qui, lui, est dentiste. Nous avons dû nous contenter de faire encore du camping.»

«Vous semblez vraiment affectée par ce que vous considérez être votre manque d'argent?» lui demandai-je.

«Ah, le maudit argent... Jeune, j'appartenais à une famille à l'aise et je n'ai jamais souffert d'en manquer. Je n'ai jamais eu à me battre non plus pour en acquérir. Depuis que nous avons acheté notre maison en banlieue, toutes nos économies y passent et avec nos deux enfants qui grandissent, nous sommes toujours au bout de nos cennes. Ce n'est pas facile de devoir dire aux enfants que nous ne pourrons pas leur acheter ce que leurs amis ont facilement. Ce manque d'argent m'affecte et me bouleverse beaucoup. Dans le fond, j'y pense tous les jours. Vous me faites réaliser que cela me poursuit dans tout ce que je fais.»

Jocelyne venait de comprendre pourquoi elle avait repris son poids dernièrement, suite aux modifications apportées à ses vacances. La frustration engendrée par le manque d'argent la faisait manger, même à son insu.

«Je comprends mon comportement des derniers mois maintenant mais c'est quand même écoeurant de travailler pendant 12 ans et de toujours être au même point. Ah, le maudit argent... Je ne vois même pas comment nous pourrons en gagner davantage à moins de gagner à la loterie.»

Jocelyne s'en remet à la chance et au hasard pour améliorer sa situation. Elle risque de vivre malheureuse longtemps. La première chose qu'elle doit faire est de dresser un bon bilan de sa situation financière. En fait, ce qui draine les économies de la famille, ce sont les versements mensuels qu'ils ont à faire pour leur maison de banlieue. Ensuite, elle devra poser un choix: elle et sa famille seront-ils plus heureux dans la situation actuelle ou le seront-ils davantage en vendant leur maison de banlieue? Une fois que le choix aura été posé, elle n'aura plus qu'à l'accepter. Son problème n'est pas un problème d'argent, mais bien l'acceptation d'en avoir une quantité limitée. Le mari et la femme travaillent et sont bien rémunérés; la seule solution réside donc dans la façon qu'ils dépensent cet argent. Il n'y a pas de limite à dépenser plus qu'on ne gagne.

Jocelyne devra donc admettre que ce n'est pas écoeurant de ne pas avoir tout l'argent qu'elle aimerait, que c'est en fait tout à fait normal. En se répétant quotidiennement que sa situation financière résulte de son propre choix et est tout à fait normale, elle éliminera en quelques semaines les frustrations qui la tiraillaient même à son insu.

L'alcool

Gilberte est âgée de 40 ans: elle a un garçon de 15 ans et une fille de 13 ans. Elle a une dizaine de kilos en trop (environ 25 livres) qu'elle n'arrive pas à perdre. Elle a essayé toutes les diètes qui existent mais jamais avec succès. Elle arrive difficilement à perdre plus d'un ou deux kilos (4,5 livres), qu'elle reprend immédiatement.

Quand je m'informe du pourquoi de son manque de persévérance, elle me répond du tac au tac:

«Je suis très nerveuse et c'est à cause de mon mari, il est alcoolique. Il ne boit pas la semaine et tout va très bien, mes nerfs et mon régime. Mais les fins de semaine, il n'arrête pas de boire et cela me rend très nerveuse. Il revient souvent tard et je n'arrive pas à fermer l'oeil tant qu'il n'est pas rentré. Lorsque je lui reproche de ne pas m'avoir avertie, c'est l'engueulade. Je me réfugie finalement dans le réfrigérateur.»

«Est-ce que votre mari est violent ou vous frappe lorsqu'il est sous l'effet de l'alcool?»

«Non, pas du tout, c'est seulement quand je lui reproche son attitude qu'il se met à crier. S'il ne change pas, je pense que je vais peut-être devoir me séparer. Je ne peux vraiment plus endurer cela encore longtemps. Il faut absolument qu'il arrête de boire.»

«Est-ce que la conduite de votre mari vous prive d'argent?»

«Non, il me donne presque toute sa paye et c'est moi qui administre le budget. En fait, à part ce qui concerne la boisson, nous formons un couple uni. Quand il est à jeun, la semaine, nous communiquons agréablement, c'est presque le paradis, mais les fins de semaine, c'est l'enfer.»

«Si je comprends bien, votre mari est parfait sauf les fins de semaine à cause d'une consommation d'alcool que vous trouvez exagérée?»

«C'est ça.»

«Si je comprends bien aussi, son comportement lorsqu'il est en boisson n'est pas très agérable mais il n'est pas tragique non plus?»

«Dans le fond, il n'est pas si pire que ça, il ne me bat pas, nous ne manquons de rien à la maison mais je ne peux pas en-

durer qu'il prenne de l'alcool. Dès qu'il prend un verre, je deviens toute bouleversée.»

«Vous devriez aller aux «Alanon» (rencontres de personnes qui ont à vivre avec une autre personne alcoolique), *pour essayer de comprendre le comportement de votre mari et ajuster le vôtre en conséquence.»*

«Ce n'est pas moi qui dois changer, docteur, c'est mon mari qui doit arrêter de boire.»

Gilberte est malheureuse parce que son mari, un bon gars par ailleurs, boit trop d'alcool. Elle a raison de souhaiter que ce dernier diminue ou arrête de boire, ce serait sûrement préférable mais...

Mais son mari pour le moment ne partage pas le même avis. Malgré les demandes répétées de son épouse, il ne veut pas arrêter de boire. Que faire? Gilberte, parce qu'elle est très malheureuse de la situation, envisage la séparation. C'est une solution mais je ne crois pas que ce soit en ce moment la meilleure. Avant de penser à la séparation, Gilberte doit arriver à se comprendre et à accepter la situation d'une façon moins émotive. Seulement après cela, pourra-t-elle en envisager la possibilité.

Pour devenir plus heureuse, Gilberte doit donc accepter de s'étudier et possiblement changer quelques comportements.

«J'accepte très mal que mon mari ne prenne même qu'un verre de boisson, c'est plus fort que moi. Je deviens toute à l'envers, même à penser qu'il va en prendre un.»

«Vous savez, les émotions que nous vivons sont automatiques et leur intensité ne correspond pas toujours à la situation présente. Le simple rappel d'une situation passée qui, elle, était chargée d'une forte émotivité peut provoquer la même réaction émotive intense.»

«Mon père avait aussi un problème d'alcool et ma mère en a beaucoup souffert. Mon père ne buvait pas tant que ça mais ma mère paniquait à la seule pensée qu'il pouvait en prendre. Elle nous a toujours mis en garde contre les méfaits de l'alcool. Enfants, tous les samedis soir, nous n'arrivions pas à nous endormir craignant de voir notre père rentrer ivre à la maison».

En fait, Gilberte revivait, à chaque fin de semaine, la

même peur de l'alcool que sa mère lui avait inculquée en bas âge. Et pourtant, la situation actuelle n'était pas dramatique et ne commandait sûrement pas une réaction émotive aussi intense. Pour briser cette habitude, Gilberte doit maintenant se déprogrammer. Elle devra se répéter souvent: *«J'accepte que mon mari prenne de l'alcool, c'est son choix. Les méfaits de l'alcool dans mon ménage ne sont pas si effrayants que ça.»*

Gilberte s'est effectivement déprogrammée et après trois semaines, son attitude avait totalement changé. Son mari prenait encore de l'alcool les fins de semaine mais même si elle en était légèrement déçue, elle réussissait à l'accepter. Sa qualité de vie durant ces trois semaines s'était grandement améliorée et elle avait pu suivre sa diète sans tricher une seule fois, ce qui était un record.

Pour devenir plus heureuse, elle avait arrêté de demander aux autres de changer et avait changé elle-même. Une fois plus sereine, elle a pu peser le pour et le contre de son mariage et la réponse fut rapide à venir:

«Mon mari a un vilain défaut c'est vrai, mais il a surtout de grandes qualités, je l'aime beaucoup. Je ne crois vraiment pas que je pourrais être plus heureuse sans lui.»

Résumé

Selon le docteur en psychologie Wayne Dyer, 75 p. cent des gens sont motivés extérieurement. C'est-à-dire que ces gens recherchent à l'extérieur d'eux les raisons à leurs succès ou les excuses à leurs échecs. Seulement 25 p. cent sont motivés intérieurement. Et pourtant, le malheur ne vient pas de l'extérieur, il vient de notre façon de réagir aux situations extérieures. Arrêtons de blâmer les autres et examinons la meilleure façon de réagir pour tirer profit des événements même difficiles qui peuvent nous tomber dessus. Certes, il y a des gens qui semblent plus éprouvés que d'autres mais Dieu nous a tous donné la même possibilité de nous en sortir avec en plus la satisfaction d'avoir réussi à passer au travers. C'est toujours possible de sortir grandi(e), même des situations qui nous semblent les plus pénibles.

La mort d'un de nos proches est sûrement un des plus durs malheurs qui puissent nous arriver. Avoir de la peine et souffrir intérieurement pour quelques semaines ou quelques mois est sûrement normal. Le contraire ne le serait sûrement pas. Que nous ayons un souvenir positif de l'être aimé pendant tout le reste de notre vie est aussi tout à fait normal. Mais la réaction d'Henriette qui, à 52 ans, 16 ans après le décès de son mari, se demande quotidiennement encore pourquoi il n'y a pas plus de justice sur terre, est anormale. Elle est la seule responsable de son malheur présent et pourtant elle avait beaucoup de vie à côté d'elle, 8 enfants qu'elle a bien élevés. Nous n'avons pas beaucoup de pouvoir sur la mort mais nous avons le pouvoir de contrôler nos réactions face à celle-ci.

Roger Bontemps avait beaucoup d'excuses pour expliquer son énorme problème de poids: famille de gros mangeurs, sorties avec les amis, annonces télévisées et stress; si on ne boit pas d'alcool et si on ne fume pas, il faut bien avoir absolument un autre vice, on ne peut pas être parfait. Cependant, les tests psychologiques démontrèrent que Roger était très perfectionniste au point qu'il refusait de s'embarquer dans de nombreuses activités de peur de ne pas réussir à 100 p. cent. Roger aurait voulu qu'on change la société pour lui. Pourtant, c'est tellement plus facile de se changer soi-même. Il suffit de se donner un but et de travailler sans relâche à le réaliser.

Le manque d'argent est aussi une excuse que j'entends régulièrement pour expliquer les malheurs qui nous tombent dessus. Jocelyne ne s'était même pas rendu compte que son insécurité financière entretenait une frustration chronique qui la faisait manger. Dans notre société en général, je dirais que l'argent est rarement un problème en soi. Les gens gagnent suffisamment pour subvenir à leurs besoins essentiels. Le problème vient plutôt du fait qu'on trouve toujours le moyen de dépenser plus qu'on ne gagne. Il faut savoir poser des choix et assumer les responsabilités qui en découlent. La richesse d'un individu ne tient pas à son portefeuille mais bien à l'estime et à la satisfaction qu'il a de lui-même. C'est une richesse intérieure qui ne rivalise pas avec ce que les voisins possèdent.

Gilberte a vécu malheureuse de nombreuses années à cause de l'alcoolisme de son mari. Ce n'est sûrement pas facile à accepter mais, pour vivre plus heureuse, le seul choix qu'elle avait était de changer elle-même. Ce faisant, elle a constaté qu'elle était victime des émotions acquises dans son enfance par l'entremise de sa mère. Elle s'est déprogrammée, a accepté le défaut de son mari et arrêté les «engueulades» de fin de semaine. Elle a brisé l'habitude de réagir émotivement au moindre verre d'alcool et a pu évaluer sa situation familiale plus froidement. Même si nous avons raison, nous n'avons pas le pouvoir de changer les autres, nous n'avons que celui de nous changer, nous-même.

Le malheur ne vient pas de l'extérieur, il vient de l'intérieur de nous et nous avons un pouvoir sur nous-même. À nous de choisir.

CHAPITRE 5

J'AI TOUJOURS ÉTÉ COMME ÇA

Il n'y a rien à faire

Il y a quelques mois, je rencontrai par hasard, au cours d'une soirée mondaine, un ami d'enfance. Il a un commerce florissant et une vingtaine d'employés sous ses ordres. Il est marié depuis 14 ans et père de 3 enfants. Tout va pour le mieux. À la fin de la soirée, il manifeste le désir de me consulter sur son état de santé. La semaine suivante, je lui fais faire un bilan médical complet.

Tous les examens de laboratoire reviennent normaux. Au questionnaire, il m'avoue que tous les jours au travail, vers l'heure du midi, il doit prendre une pilule pour se calmer les nerfs.

«Quand le téléphone et les clients bourdonnent autour de moi, j'ai l'impression que mes nerfs se tordent. Je prends alors un comprimé et je peux finir ma journée. Crois-tu qu'il y a du danger pour ma santé?»

«Il y a sûrement du danger à ressentir un tel stress aussi régulièrement. Ton corps va vieillir prématurément. Quant aux comprimés pour les nerfs, ce n'est sûrement pas la solution idéale. À la longue, tu vas être obligé d'augmenter les doses pour avoir le même effet calmant. Tu devrais contrôler ton stress par des moyens plus naturels.»

Il m'interrompt: *«Il n'y a rien à faire avec mes nerfs. Depuis que je suis dans le commerce, j'ai toujours été comme ça. Il n'y a rien qui m'énerve en particulier dans mon travail mais dès que l'activité augmente au bureau, c'est plus fort que moi, on dirait que mes nerfs se tordent.»*

Je suggérai à mon ami d'autant plus qu'il en avait la possibilité, de faire une activité physique intense pour remplacer la pilule pour les nerfs. Sceptique, il partit avec l'intention d'essayer. Il choisit de jouer au racketball tous les jours sur l'heure du midi.

Deux semaines plus tard, je le revis et je m'empressai de lui demander de ses nouvelles. Sa réponse me consterna.

«Ça n'a pas très bien marché, le racketball. J'en ai fait tous les jours pendant une semaine puis j'ai abandonné. Mon travail s'en ressentait. Je te l'avais dit qu'il n'y avait rien à faire avec mes nerfs, j'ai toujours été comme ça.»

«Mais est-ce qu'après avoir joué au racketball, tu devais quand même prendre un comprimé pour tes nerfs?»

«Oh non, pas du tout. En fait, je me sentais trop calme. J'avais l'impression que mon travail n'avançait pas.»

«Pendant cette semaine-là, as-tu été en retard dans ton travail?»

«Non, pas vraiment. Mais j'avais l'impression que je ne faisais pas mon possible, que j'étais trop indifférent à ce qui se passait autour de moi.»

Plusieurs personnes pensent que, pour être efficace, il faut obligatoirement être stressé et préoccupé comme si le succès était synonyme de tension et de difficulté.

Mon ami avait l'habitude d'associer succès et stress et l'un ne pouvait pas aller sans l'autre. Comme il voulait réussir dans ses affaires, inconsciemment, il rejetait tous les moyens efficaces pour contrôler son stress sous prétexte qu'il avait toujours été comme ça.

Prendre conscience de cette situation est donc la première étape vers un contrôle efficace du stress. Quand mon ami aura réalisé que son succès commercial peut être supérieur avec un meilleur contrôle de ses nerfs, sa qualité de vie en sera grandement améliorée. Comme quoi le succès engendre le succès.

Je ne comprends pas pourquoi

En octobre dernier, je suivais Simone pour une cure d'amaigrissement. Après avoir bien perdu durant le mois précédent, elle s'était remise à engraisser depuis les deux dernières semaines.

«C'est toujours comme ça, je n'ai jamais réussi à atteindre mon poids idéal. J'ai toujours échoué dans le passé, alors je ne vois pas comment je pourrais faire autrement maintenant.»

«Avez-vous essayé de trouver les raisons qui vous ont fait échouer lors des autres régimes?»

«Je me suis souvent posé la question mais je n'ai jamais trouvé la réponse. Je réussis dans beaucoup de choses mais je ne comprends pas pourquoi je rate tout le temps mes régimes. Je m'en veux beaucoup pour cela.»

Ce n'est effectivement pas parce qu'on a déjà raté dans le passé qu'on va automatiquement rater à nouveau. Le danger serait de le croire. Mais pour réussir, il ne suffit pas de recommencer bêtement, il faut tirer profit de notre échec afin de ne pas commettre les mêmes erreurs.

En questionnant Simone sur son comportement des deux dernières semaines, elle finit par avouer qu'elle s'était subitement sentie dépressive sans raison apparente. Elle avait perdu toute sa motivation et le goût de s'occuper d'elle. En poussant plus loin le questionnaire, elle avoua que chaque automne était pour elle une période difficile.

«Est-ce que dans votre passé, à cette époque-ci de l'année, vous auriez déjà vécu un événement traumatisant?»

«Il y a près de 20 ans maintenant, j'ai perdu mon premier mari et ma fille dans un accident de voiture. Mais ça ne peut pas être cela, je suis remariée j'ai eu d'autres enfants.»

En se rappelant bien, Simone a pu faire la relation entre ses réactions dépressives qui sont survenues tous les ans au mois d'octobre et le tragique incident 20 ans auparavant. Elle venait de comprendre du même coup son comportement des deux dernières semaines. Le mois d'octobre avait provoqué chez elle une émotion automatique de dépression et un comportement de laisser-aller. Déçue de constater que, comme les autres fois, elle échouait dans son régime, elle se trouva coupable d'être inadéquate et se punit en continuant à tricher.

Maintenant qu'elle comprend mieux son comportement grâce à son erreur, elle pourra se reprendre en main et ne pas se laisser dominer par son passé. Pour ce faire, elle devra se répéter quotidiennement pour les prochains 21 jours: «Mon passé est derrière moi, je suis le maître de mon présent.»

Bonne à rien

Marie-Claire a 38 ans. Elle est mère de 3 enfants et a un surplus de poids assez important qu'elle désire perdre. Lors de l'examen médical, je diagnostique chez elle une gastrite, c'est-à-dire une inflammation chronique de l'estomac. Comme elle désire suivre une diète spéciale avec protéines, je lui confirme que ce serait très bon pour guérir son estomac.

Les deux premières semaines sont spectaculaires. Elle perd 5 kilos (11 livres) et elle ne se plaint plus de son estomac. Elle en est très heureuse.

La semaine suivante, rien ne va plus. Le régime avait été mal suivi toute la semaine et les brûlements d'estomac avaient réapparu. Lorsque je l'interrogeai sur ce qui se passait, elle me répondit:

«Je ne suis qu'une bonne à rien et je l'ai toujours été. Je mérite tout ce qui m'arrive.»

Son moniteur du comportement, Victor (questionnaire psychologique sur ordinateur) révéla une personnalité très émotive avec 60 points, soit le double de la normale, et un manque de confiance en elle-même aussi du double de la normale.

«Toute la semaine fut un fiasco. J'ai beaucoup de problèmes avec mes enfants. Je ne réussis pas à les faire obéir. Je ne suis pas assez ferme avec eux. J'ai peur de rater mon coup et de mal les éduquer.»

Marie-Claire était vraiment bouleversée. L'éducation de ses enfants semblait éveiller en elle beaucoup d'émotions. Éloïse (autre questionnaire sur ordinateur) allait nous fournir la réponse.

Sa mère décéda alors qu'elle avait 8 ans. Elle demeura chez son père jusqu'à l'âge de 15 ans. Ce fut l'enfer. Il buvait beaucoup et menait une vie de débauche. À l'enterrement de sa mère, il lui avoua qu'il ne l'avait jamais aimée et, à 15 ans, il la mit à la porte en lui disant: «Toi, je te hais, tu es bonne à rien.»

L'année suivante, à 16 ans, elle devint enceinte de la première personne qui lui témoigna de l'affection. Nouvelle catastrophe. Le jeune homme disparut de la circulation. Son père fit des pressions sur elle et sur son médecin pour qu'elle se fasse avorter mais elle dut être hospitalisée d'urgence suite à une pneumonie. Elle passa à deux doigts de mourir, demeura dans le coma pendant une semaine et, finalement, fit une fausse couche spontanément. Pendant tout ce temps, son père n'est jamais allé la voir. Convaincue qu'elle était une bonne à rien puisque personne ne l'aimait, elle essaya de se suicider en absorbant une grande quantité de somnifères. Elle en fut quitte pour une deuxième hospitalisation et un coma de deux jours.

Il est aisé de comprendre pourquoi Marie-Claire est très émotive et n'a pas confiance en elle. Lorsqu'elle éduque ses enfants aujourd'hui, elle revit son enfance.

«J'ai toujours cette peur d'être comme mon père, c'est pour cela que je n'arrive pas à rien leur refuser. J'ai tellement peur que mes enfants soient comme moi. Vous savez, quand vous avez toujours été une bonne à rien... Je ne pourrais supporter de rater encore mon coup.»

Le passé de Marie-Claire fut fort difficile. Il a déterminé jusqu'à présent son type de comportement et de personnalité. Il peut être une excellente excuse pour empêcher toute amélioration. Mais si elle veut vivre mieux dans sa peau, si elle veut contrôler ses émotions et si elle veut développer sa confiance en elle-même, elle le peut.

Il lui faut, en premier lieu, se déprogrammer. Elle doit réinterpréter son passé non pas comme un échec personnel mais comme une erreur de parcours dont elle ne fut pas responsable mais plutôt victime. Ce n'est pas parce qu'une personne, fût-elle notre père, dit des choses insensées et irréalistes, qu'elles deviennent pour autant sensées et réalistes. Durant une partie de sa vie, Marie-Claire a cru son père quand il disait qu'elle était bonne à rien mais aujourd'hui elle a la possibilité de rejeter ces faussetés. Elle a de belles qualités et un potentiel extraordinaire qui n'a pas encore servi. C'est la programmation qu'elle a reçue de son père qui est mauvaise, l'ordinateur qu'elle a entre les deux oreilles fonctionne très bien. Elle a la possiblité de se reprogrammer de façon adéquate.

Pour améliorer le contrôle de ses émotions, je lui suggérai une technique de relaxation et de suggestion sur le développement de la confiance en soi que j'ai enregistrée sur cassette sonore: «Maigrir par suggestion.»

Marie-Claire s'est répété avec conviction: «Je développe chaque jour ma confiance en moi. J'ai un pouvoir extraordinaire et j'aime aller au bout de mes possibilités. J'ai tout pour réussir et je vais réussir. De jour en jour, je développe de plus en plus ma confiance en moi-même.»

Après un mois de pratique quotidienne à raison de 5 minutes deux fois par jour, les résultats étaient encourageants. Victor montrait une amélioration de 10 points sur le stress et les émotions et de 6 points sur la confiance et l'estime de soi.

Bien sûr, certaines journées, les pensées négatives anciennes revenaient mais en pratiquant chaque fois la technique du «stop», elle a pu les espacer et atténuer leurs effets négatifs.

Dans mon livre *Maigrir par la motivation*, vous trouverez, au chapitre 21, les techniques à employer pour se programmer positivement.

J'ai tout raté

Michel, 43 ans, est comptable agréé. Il vient me consulter pour perdre du poids et surtout pour autre chose.

«Je viens de très loin pour vous consulter J'ai déjà suivi un régime avec un autre médecin avec succès mais j'ai tout repris. En lisant votre livre Maigrir par la motivation, *j'ai compris qu'il fallait que j'aille plus loin que le traitement de la graisse. Je vous avoue qu'à ce stade-ci je n'ai vraiment pas beaucoup d'espoir de m'en sortir. J'ai tout raté, je ne vois pas comment je pourrais réussir ni dans mon problème de poids ni dans ma vie.»*

Victor, le moniteur de comportement sur ordinateur, nous donna un résultat total de 243, ce qui était très élevé, la normale étant inférieure à 150. Les points faibles étaient une forte émotivité avec un sentiment de culpabilité très important et des symptômes de dépression assez marqués. Cependant, il fut intéressant et même surprenant de constater dans le profil psychologique de Michel que la base de sa personnalité, soit l'estime et la confiance qu'il avait en lui-même était assez bien conservée.

La situation était la suivante: deux ans auparavant, après 18 ans de mariage dont étaient issus deux fils, hors de toute attente, son épouse lui avait dit: «Tu ne m'as jamais rendue heureuse. Tu n'es absolument pas vivable. J'ai essayé pendant 18 ans sans succès. Je ne peux plus continuer notre vie commune. J'ai déjà fait 3 dépressions nerveuses, je n'ai pas l'intention d'en faire une autre. Je pars avec les deux enfants.»

Ce fut la catastrophe pour Michel. Il ne s'y attendait pas du tout. En 18 ans de mariage, c'était la première fois que sa femme lui parlait à coeur ouvert. Pendant toutes ces années, il avait bien essayé d'amorcer la communication avec son épouse mais elle était très renfermée et ne se confiait jamais. Avec les années, il avait fini par l'accepter comme elle était, tout en pensant que son ménage allait assez bien. Devant les attaques virulentes et subites de son épouse, il encaissa un dur échec. Elle le convainquit qu'il était le seul responsable de cette séparation brutale, n'ayant pu être à l'écoute de ses besoins. Il développa du jour au lendemain une très forte culpabilité et sombra dans une sévère dépression. La qualité de son travail, qui jusque-là avait été exemplaire, dégringola et il perdit son emploi.

Depuis 6 mois, il recevait des prestations de l'assurance chômage pour subsister. Il était convaincu que parce qu'il avait raté son mariage il était un raté. Pour lui, se séparer était inacceptable. On lui avait toujours dit, et il le croyait, qu'on se marie pour le meilleur et pour le pire.

La première étape de la réhabilitation de Michel consista à lui faire prendre conscience de la réalité et non pas de celle qu'il imaginait.

En fait, il n'était pas coupable de la séparation du couple, il en était plutôt la victime. C'est son épouse qui en avait pris la décision contre toute attente. Certes, il n'était pas sans reproche mais il avait toujours été de bonne foi, son épouse ne lui communiquant ni ses sentiments ni ses besoins. D'ailleurs, deux ans plus tard, il se demande encore souvent: «Où ai-je bien pu manquer pour que tout cela arrive?»

À la fin de notre première entrevue, je lui ai demandé d'écrire sur une feuille de papier le type de comportement qu'il avait à la maison à l'égard de sa femme. Lors de l'entrevue suivante, deux semaines plus tard, je remarquai une amélioration importante. Sa démarche était plus vivante, il tenait la tête plus haute et un léger sourire apparaissait par moments.

«En écrivant mon comportement et celui de ma femme, j'ai essayé d'être le plus objectif possible. Je pense que vous aviez raison, j'avais des torts mais j'ai vraiment toujours été sincère. J'ai essayé autant comme autant d'entrer en communication avec elle mais elle n'a jamais voulu parler. Vous savez, je ne suis pas un psychologue, je suis un comptable. Avec tout ce que je sais aujourd'hui, je me demande encore ce que je pourrais faire de différent pour éviter la même chose. Elle me reprochait d'aimer et de cultiver les plantes, je lisais tout ce que je pouvais trouver sur le sujet. Elle m'a même reproché d'aimer la musique classique. J'étais bizarre à ses yeux parce que je n'aimais pas les mêmes choses qu'elle.»

La réalité est que l'épouse de Michel a souffert de façon régulière depuis son adolescence de dépression nerveuse sans que les psychiatres ne puissent en trouver la cause.

Michel commençait donc à voir la réalité en face. Il avait certaines responsabilités mais il était davantage victime que coupable.

La deuxième étape de sa réhabilitation allait être maintenant plus facile à réaliser: ce n'est pas parce qu'on a raté un événement de sa vie, qu'on est un raté. Michel a toujours vécu en conformité avec les principes moraux qu'il a appris. Pendant 18 ans il a accepté la maladie nerveuse de son épouse et son manque de communication. Jamais il n'a envisagé de se séparer. Tous ses efforts étaient orientés vers le bon fonctionnement du milieu familial. Il a connu malgré lui un échec mais il ne doit pas faire de toute sa vie un échec. La seule priorité qu'il devrait se donner maintenant serait de faire de lui un meilleur homme. Un homme qu'il n'aurait pas pu être sans cet événement malheureux. La seule consolation que nous pouvons avoir suite aux difficultés qui nous tombent dessus, c'est la possibilité qu'elles nous procurent de devenir un meilleur homme ou une meilleure femme.

Quand j'ai revu Michel, un mois plus tard, il avait la tête pleine de projets. Ce n'était plus son passé qui dirigeait sa vie, il en était redevenu le maître.

Avant de quitter mon bureau pour la dernière fois, il me dit:

«C'est incroyable comme on peut être aveugle et ne pas vraiment comprendre ce qui se passe autour de soi. Il y a quelque chose que je ne vous ai jamais dit. Ma femme m'a quitté pour aller vivre avec mon meilleur ami. Je n'avais jamais été capable de l'accepter jusqu'à aujourd'hui. Je pense que cela m'a rendu encore plus coupable.»

Résumé

Il ne faut pas laisser les événements passés diriger notre vie. Ce n'est pas parce que nous avons toujours eu le même type de comportement dans le passé, que nous n'avons pas la possibilité de le modifier.

Ce qu'il faut comprendre, c'est que nous avons développé avec les années des moyens de nous défendre automatiquement contre ce que nous percevons être des agressions sur le plan émotif. Évidemment, ces moyens de défense ont été acquis alors que nous étions souvent très jeune, donc inexpérimenté(e) et moins mature. Nous avons aussi souvent copié nos réactions sur celles de nos parents qui étaient les seuls modèles que nous avions sous les yeux à ce moment-là. Une fois acceptées et mises au point, ces réactions de défense sont devenues partie intégrante de notre vie, se manifestant automatiquement dès qu'une situation rappelle l'ancien agresseur. À partir de ce moment, l'individu ne se pose plus de question sur la qualité de son comportement, il est tout à fait normal pour lui de réagir comme cela, c'est ce qu'il appelle, sa nature. «Je suis fait comme ça pour le meilleur et pour le pire.»

Aujourd'hui il faut réaliser que plusieurs de nos moyens de défense ne sont peut-être plus adéquats, ni les meilleurs pour nous. Étant plus expérimenté(e), connaissant plus de choses et ayant atteint une plus grande maturité, il est fort possible que devant une situation qui aurait provoqué une réaction violente de votre part alors que vous étiez plus jeune, vous ayez une réaction différente et plus contrôlée maintenant.

Il vous faut donc apprendre à reconnaître vos réactions inappropriées et changer vos habitudes émotives. Ne laissez pas votre comportement passé diriger votre vie. Vous avez la possibilité de changer et d'adapter votre comportement à votre nouvelle personnalité.

Mon ami d'enfance, propriétaire d'un commerce florissant, pensait qu'il n'y avait rien à faire pour contrôler son stress. Il avait toujours été comme cela et il resterait toujours comme cela. Même confronté avec des résultats contraires, se sentant plus calme et relaxé après avoir joué au racketball, il ne put se faire à l'idée qu'il pourrait être efficace et connaître le succès sans se sentir stressé. Son passé dictait son avenir.

Simone ne comprenait pas pourquoi à chaque automne elle déprimait et se laissait aller. Le mois d'octobre lui rappelait, même si elle n'en avait pas le souvenir, le décès tragique, 20 ans auparavant, de son premier mari et de sa fille. Elle s'est déprogrammée en se répétant: mon passé est derrière moi, je suis le maître de mon présent.

Parce que son père lui avait répété qu'elle était une bonne à rien, Marie-Claire le crut et se comporta comme telle, allant jusqu'à une tentative de suicide. La réalité était inverse. C'était son père qui était fautif et inadéquat mais, pendant 38 ans de sa vie, elle l'avait cru. Elle dut se déprogrammer et réinterpréter son passé comme une difficulté de parcours dont elle ne fut pas responsable mais plutôt victime.

Ensuite, elle se programma positivement pour développer l'immense potentiel qu'elle avait à l'intérieur d'elle. Petit à petit, de succès en succès, elle développa sa confiance en elle-même.

La plus belle consolation que les difficultés de la vie peuvent nous apporter, c'est qu'elles nous permettent de devenir de meilleurs hommes ou de meilleures femmes. C'est la plus belle et la seule consolation. Ne la laissons donc pas passer. Michel 43 ans, comptable agréé, a pensé pendant deux ans qu'il était un raté parce que sa femme l'avait quitté pour aller vivre avec son meilleur ami. Ce n'est pas parce qu'on rate un événement dans sa vie, fût-ce son mariage, que toute sa vie doit être ratée. Au contraire, un échec doit permettre à l'être humain de devenir meilleur. Michel pourra peut-être dire un jour: Je suis un meilleur homme aujourd'hui grâce aux leçons que j'ai tirées de mon expérience malheureuse.

Le passé devrait servir à améliorer le présent et non pas à le paralyser.

CHAPITRE 6

JE DOIS ABSOLUMENT FAIRE MON POSSIBLE

Rendre les autres heureux

Josiane a 44 ans et est gérante dans un important magasin à rayons. Elle a une trentaine d'employés sous ses ordres. Suite à une conférence que j'ai donnée sur le choix que nous avons de vivre jeune et en santé jusqu'à au moins 65 ans et à laquelle elle avait assisté, elle se présenta à mon bureau. Depuis 20 ans, elle présentait à intervalles réguliers des migraines et des ulcères d'estomac. Les médecins qui l'avaient vue jusque-là lui avaient prescrit plusieurs médicaments qu'elle devait prendre tous les jours pour contrôler ses maux. Elle prenait en fait 8 pilules par jour. Malgré tout cela, son attitude était extraordinaire. Elle paraissait toujours de bonne humeur, souriante et prête à rendre service. Elle était extrêmement dynamique et ne semblait pas du tout stressée.

Pourtant, devant la nature des malaises qu'elle présentait, je lui confirmai que c'était le stress qui en était la cause. Elle resta stupéfaite et me dit:

«Je suis très active mais j'aime beaucoup tout ce que je fais. Il n'y a aucune de mes activités qui m'énerve en particulier. C'est bien le contraire, elles m'apportent toutes beaucoup de satisfaction."

Je lui demandai:

«Êtes-vous une perfectionniste?»

«Je suis ambitieuse et efficace, il le faut dans mon métier, me répondit-elle, *mais je ne crois pas que je sois perfectionniste."*

Je lui demandai, pour les deux semaines suivantes, de tenir un journal personnel quotidien en y inscrivant, tous les soirs, les émotions et les sentiments vécus dans la journée.

À sa visite subséquente, elle s'exprima ainsi:

«Je ne sais pas si je suis perfectionniste mais vous m'avez fait réfléchir depuis 2 semaines. Je suis très active, c'est vrai. Voyez tout ce que j'ai à faire: je travaille 40 heures par semaine au magasin où j'ai d'énormes responsabilités avec près de 30 employés, je rentre ensuite à la maison pour m'occuper de mon mari et de mes deux enfants qui n'ont jamais rien fait dans une maison, ni repas, ni lavage, ni ménage. Deux soirs par semaine, je vais à des réunions de mon club social dont je suis la présidente, cela me fait du bien et me détend. Je ne crois pas que ce soient mes activités qui causent mes malaises. Mais en réfléchissant et en écrivant mes émotions au fur et à mesure que je les vivais, je me suis rendu compte que je passais mon temps à éteindre des feux. Dès l'instant où quelqu'un autour de moi n'est pas heureux, que je sois ou non impliquée, je m'amène pour éteindre le feu.»

Dès l'âge de 12 ans, suite au décès de sa mère, elle se vit confier la responsabilité de ses 7 autres frères et soeurs. Son seul but était de rendre tout ce beau monde heureux. À 20 ans, elle se maria à un homme de 10 ans son aîné. Étant d'une personnalité dépressive, il devint rapidement dépendant d'elle. Elle devait toujours faire attention à ne lui dire rien de blessant, elle devait toujours jouer la «raisonnable». Elle avait développé le rôle de pompier par excellence. Avec ses enfants, avec ses employés, avec ses amis, elle conservait le même type de comportement: dès que quelqu'un était malheureux, elle se croyait obligée de régler les problèmes à sa place. À 44 ans, elle venait de réaliser qu'elle avait passé sa vie à éteindre des feux car elle croyait qu'elle avait la responsabilité de rendre tout le monde heureux autour d'elle. Elle était en train de s'épuiser physiquement comme en témoignaient ses migraines et ses ulcères d'estomac, pour réaliser une mission impossible.

La première étape du traitement de Josiane consistera à accepter l'idée que chaque individu a la seule et pleine responsabilité de son bonheur ou de son malheur. Une épouse ne peut forcer son mari à être heureux, ni le mari rendre sa femme heureuse malgré elle. Une mère ne peut rendre ses enfants heureux si ces derniers le refusent et les enfants ne peuvent forcer le bonheur chez leurs parents. Chaque individu est l'unique responsable de ses réactions émotives, de son bonheur ou de son malheur. Évidemment d'une façon raisonnable, nous pouvons être disponible et aider une autre personne qui en fait la demande, mais nous n'arriverons jamais à imposer le bonheur à quelqu'un d'autre. Je crois sincèrement que notre plus grande responsabilité est de nous rendre nous-même heureux de sorte que nous puissions être un exemple motivant pour les autres et une source d'inspiration.

La deuxième étape du traitement de Josiane devra consister en une meilleure planification de son temps. Le surmenage physique causé par trop d'activités finit par épuiser le corps et ses réserves. L'équilibre doit toujours être recherché.

Pour planifier son temps judicieusement, elle doit tenir absolument un agenda. Comme il n'y a que 24 heures dans une journée, que nous avons besoin d'un minimum de 7 à 8 heures de sommeil, que nous devons manger 3 repas par jour en prenant un minimum de 30 minutes par repas, il nous faut être réalistes dans la planification de nos activités. Dans le cas de Josiane, elle doit tenir compte de ses heures au travail, de ses responsabilités à la maison face à son mari et à ses enfants et de ses loisirs. Une priorité qu'elle doit s'imposer dès maintenant, c'est de se réserver du temps pour ne penser qu'à elle. Elle a toujours éteint les feux de tout le monde mais si elle ne fait pas attention, c'est elle qui va passer au feu.

Il est absolument indispensable pour tout être humain qui veut s'assurer un bon équilibre physique et émotif, de se réserver régulièrement, tous les jours si possible, quelques minutes pour se relaxer, faire le point, écouter de la musique ou se faire plaisir. Ce n'est qu'en étant heureux pleinement que notre bonheur pourra devenir contagieux.

Josiane a compris le message et lorsque, spontanément, elle se surprend à vouloir éteindre un feu, elle se dit qu'elle n'a pas la responsabilité de rendre les autres heureux. Elle conserve son sourire et son dynamisme et elle est encore disponible quand les gens en manifestent le besoin. Elle s'est inscrite dernièrement à des cours de danse aérobique qu'elle suit religieusement deux fois par semaine.

La semaine dernière, son mari lui a fait le témoignage suivant:

«Je ne sais pas ce qui se passe mais tu as changé dernièrement. Je ne sais pas en quoi exactement mais c'est pour le mieux.»

Ne pas décevoir

«Je ne me comprends plus, docteur, je pense que je suis en train de devenir folle. En fin de semaine dernière, j'ai mangé trois «sundae» aux noix et, le plus drôle, c'est que je n'aime pas ça du tout.»

Pour comprendre son comportement bizarre, j'ai repris avec Caroline la séquence A-B-C que nous avons vue plus tôt, c'était donc son comportement inhabituel de manger des «sundae» aux noix. Normalement, le comportement est provoqué par une émotion.

«Je ne sais pas trop pourquoi j'avais le goût de manger quelque chose que je ne mange jamais. En fait, je revenais d'une fête qui regroupait presque toute notre famille, nous étions une trentaine. J'y ai eu du plaisir mais j'en voulais à ma mère qui n'a pas cessé de me répéter que je devrais me trouver quelqu'un pour m'accompagner la prochaine fois.» Nous avions donc le A qui est le fait extérieur, soit les reproches de sa mère de ne pas être accompagnée. Ces reproches ont entraîné de la frustration chez Caroline puis son comportement de manger.

Il ne manque maintenant que le B, soit la pensée que Caroline entretient lorsque sa mère lui fait des reproches.

«Je deviens automatiquement bouleversée et je lui en veux beaucoup à chaque fois. Je me dis que je suis assez vieille pour faire ce que je veux et que ce n'est pas de ses affaires. D'un autre côté, j'ai comme une voix qui me dit: elle a raison, tu devrais toujours l'écouter si tu veux être à la hauteur de la situation. Tu

déçois ta mère et cela n'est pas correct.»

La pensée de Caroline est ambivalente. D'un côté, elle désire être le maître de sa vie mais de l'autre, elle ne peut accepter de décevoir sa mère. Et c'est ce deuxième côté qui est le plus fort.

La mère a toujours été très autoritaire et très stricte. Caroline avait été son premier enfant et ce fut sa première déception puisqu'elle aurait préféré un garçon. À l'école, Caroline devait être la plus belle, la plus fine et la meilleure. Deuxième déception, Caroline souffrait déjà d'obésité. La mère n'était jamais contente et critiquait tout le temps, l'enfant n'arrivait jamais à satisfaire sa mère. L'enfant interpréta de la façon suivante la programmation de sa mère qu'elle ne pouvait pas mettre en doute puisque sa mère était le symbole de l'excellence: «Je dois faire tout en mon possible pour ne pas décevoir ma mère et atteindre les degrés de perfection qu'elle me propose. Si je n'y arrive pas, c'est que je suis inadéquate.»

C'est cette pensée irréaliste et fausse que devra changer Caroline si elle veut régler son problème de poids, contrôler ses émotions et surtout vivre mieux dans sa peau.

Comme ce qu'elle pense est le résultat de ce que sa mère lui a répété pendant de nombreuses années, elle devra maintenant employer la même méthode mais changer le message. Elle a le droit de décevoir sa mère d'autant plus que son message est tout à fait absurde. Tout être humain n'a pas à être plus beau, plus fin, ni meilleur qu'un autre, il n'a qu'à être lui-même et réaliser son propre potentiel. Il n'y a pas de compétiton là-dedans. Il y a de la place sur terre pour plusieurs belles, fines et compétentes personnes. Chacun doit avoir son originalité. Et même si le message de la mère avait été correct, elle avait le droit le plus strict de la décevoir et de se tromper.

Il serait sûrement préférable de ne jamais décevoir personne sur cette terre, ni père, ni mère, ni patron, ni ami mais c'est une mission impossible. Nous n'avons pas à nous en sentir coupable, c'est l'autre personne qui décide elle-même d'être déçue.

Et si Caroline poussait son raisonnement plus loin, elle finirait par constater que c'est elle-même qui devrait être déçue du comportement de sa mère à son égard et non pas le contraire.

Pour changer sa pensée et se programmer d'une façon plus saine, Caroline devra se répéter souvent, plusieurs fois par jour et jusqu'à la fin de ses jours: «J'aime être dans ma peau. Je suis unique et contente de l'être. Je n'ai pas à plaire à ma mère. Je ne suis pas responsable de ses déceptions. Je ne suis pas parfaite et c'est normal.» Tous les moyens de répétition sont bons et souhaitables: écrire souvent et même chaque jour sa programmation, l'enregistrer sur magnétophone et la réentendre régulièrement, faire la technique de relaxation et d'auto-hypnose, faire de l'auto-suggestion et se le répéter le plus souvent possible dans toutes les circonstances de la vie.

Vous voulez peut-être savoir pourquoi Caroline avait mangé un «sundae» aux noix qu'elle n'aimait pas?

C'était le «sundae» préféré de sa mère qu'elle lui avait donné un jour à 12 ans sans lui demander son goût, pour la récompenser d'avoir maigri.

Ne jamais tricher

Isabelle suit son programme d'amaigrissement depuis exactement deux mois. Elle a perdu 14 kilos (31 livres) sans jamais tricher durant cette période. Elle est une femme jeune et dynamique. Elle réussit tout ce qu'elle entreprend. Elle travaille 4 jours par semaine comme aide-comptable dans une maison de convalescence et elle est très appréciée. Sa maison est toujours impeccable et elle se vante d'être une super-cuisinière. Elle s'occupe activement de ses deux enfants, participe à certaines de leurs activités, ne manque pas de les encourager en allant les voir régulièrement à l'aréna et est présidente du comité de l'école que fréquentent ses deux garçons.

Tout est parfait dans ce qu'elle fait et tout doit l'être aussi. Elle a été élevée sévèrement par ses parents qui exigeaient toujours la perfection et comme elle a toujours été grande et forte, on s'est toujours fié à elle pour régler les problèmes de tout le monde. Elle n'avait pas le droit de se tromper et elle aimait bien qu'il en soit ainsi. Elle comprenait bien que les autres avaient ce droit et elle l'acceptait mais pas elle.

Dès le début de son programme d'amaigrissement, Isabelle s'était inscrite à mes cours de motivation et de comportement. Alors que je lui avais fait la remarque lors d'une de nos rencontres privées, qu'elle ne semblait pas à l'aise en groupe, que je la sentais tendue et agressive, elle me répondit:

«Je trouve cela honteux et mortifiant de ne pas être capable de régler mon problème de poids toute seule. J'ai pris vos cours parce que je veux être certaine de réussir mais c'est très dur pour mon orgueil.»

Pour montrer jusqu'à quel point, elle était orgueilleuse et fière de sa personne, elle m'avoua qu'elle n'avait dit à personne qu'elle suivait un régime et que, lorsqu'elle était en groupe, elle mangeait davantage quitte à se priver plus après, afin que personne ne s'en rende compte.

À ce stade-ci, la cure d'amaigrissement d'Isabelle avait été parfaite. Elle participait bien aux cours, aux travaux et aux exercices demandés. C'était la patiente idéale.

La semaine suivante, tout s'effondra. Pour la première fois en deux mois, la balance n'avait pas diminué et même plus, elle indiquait un demi-kilo en plus (1 livre). Elle ne l'acceptait pas du tout. Elle était littéralement bouleversée et déçue d'elle-même. Elle était plus que sévère avec elle-même et ne voulait même pas entendre dire qu'il pourrait y avoir des explications à ses tricheries qui pourraient lui être utiles afin d'améliorer son comportement futur.

Usant de patience, je finis par savoir qu'en plus de sa semaine qui est en temps ordinaire super-chargée, elle avait dû s'occuper de sa mère qui s'était fracturé la hanche en tombant. Elle était allée à l'hôpital tous les jours et avait aidé son père resté seul à la maison.

Toute la semaine avait été une course effrénée et les repas en avaient pris un dur coup. Elle n'avait pas le temps de les préparer et mangeait ce qui lui tombait sous la main.

Je lui expliquai que son gain de poids était normal dans les circonstances. La qualité des aliments et la quantité, quoique pas tellement excessive, n'avaient pas favorisé une grosse perte de poids mais, en réalité, elle n'avait sûrement pas engraissé, le stress engendrant automatiquement une rétention d'eau d'environ 1 kilo (2 livres). Malgré les circonstances, en réalité, elle avait perdu au moins un demi-kilo (1 livre) de graisse. Elle quitta mon bureau à demi rassurée. Isabelle est une perfectionniste extrême. Tout doit être parfait sinon c'est la catastrophe. Elle se met elle-même sur les épaules des responsabilités énormes et n'accepte jamais de ne pas réussir à 100%. C'est une qualité que d'être ambitieux et de vouloir bien faire, mais c'est un grave défaut de ne pas accepter un échec passager ou une difficulté de parcours. C'est aussi un défaut que de vouloir en faire trop. Ce désir effréné de vouloir trop en faire trop parfaitement épuise inévitablement. Isabelle est encore jeune et son corps absorbe encore ses abus mais c'est au détriment de ses réserves. Lorsque ses réserves seront épuisées, alors les symptômes apparaîtront subitement, il sera trop tard pour revenir en arrière.

Isabelle se vante d'être parfaite en tout ce qu'elle fait et ne comprend pas qu'elle ait un problème de poids. En fait, c'est le stress créé par sa recherche de la perfection en tout ce qu'elle fait qui la pousse à manger.

Pour se programmer positivement, je lui ai suggéré de se répéter: j'ai le droit de tricher mais pas de lâcher. Je profite de mes erreurs pour m'améliorer.

Comme Isabelle est une femme très active, je lui ai recommandé aussi de faire un agenda détaillé et réaliste de chaque journée. Superman, à ce que je sache, n'a pas vraiment existé.

Savez-vous ce qu'elle m'a dit en sortant du bureau? En regardant sa fiche de contrôle que je remets à chaque patient afin qu'il puisse bien suivre sa courbe de poids, elle me dit:

«J'espère que plus tard vous allez effacer ce poids-là sur ma fiche.»

Rechercher l'excellence

Jean-Pierre, 32 ans, travaille pour une importante compagnie de téléphone. Il vient me consulter pour des malaises sous forme de spasmes qu'il ressent dans la poitrine accompagnés d'une sensation de grande fatigue. Dès son entrée dans le bureau, il manifeste clairement son désir de passer des examens de laboratoire et des rayons X. Je commençai par le questionner sur sa maladie et je l'examinai adéquatement. Ensuite je lui fis part de mon diagnostic: tension nerveuse excessive causée par un surplus de stress et somatisation, c'est-à-dire des symptômes physiques causés par un dérangement psychique.

L'important maintenant était de connaître le pourquoi de cette situation. Il me raconta que ses problèmes remontaient à 5 mois passés. Il avait toujours travaillé à l'extérieur sur la réparation des équipements de la compagnie et tout allait très bien. Devant son bon rendement, ses supérieurs décidèrent de lui accorder une promotion et ils le mirent en charge de 6 employés. Dorénavant, il effectuait donc exclusivement un travail de bureau.

Je lui dis: *«Je crois que vous êtes perfectionniste et que cela entraîne un stress qui a commencé à vous détruire et à vous rendre malade.»*

Il me répond: *«Je ne suis pas perfectionniste mais je recherche l'excellence en tout. Je suis responsable de 6 personnes et je dois leur donner l'exemple sinon rien ne marchera dans notre département.»*

«Je suis d'accord et je vous encourage à bien travailler. Mais faire son possible et ne pas accepter de ne pas être parfait sont deux choses différentes.»

«Mais même avec tous les efforts que je fais, je ne suis pas compétent dans mon nouvel emploi. Après 5 mois, je ne crois pas que j'y arriverai.»

«Qu'en pensent vos supérieurs?»

«J'ai eu une réunion justement la semaine dernière avec mon patron et il m'a dit qu'il était satisfait de mon travail mais moi, je ne le suis pas. J'ai toujours une tonne de dossiers sur mon bureau et je crois bien que je n'y arriverai jamais.»

Le cas de Jean-Pierre est typique de ce que plusieurs hommes et femmes vivent. Tant et aussi longtemps qu'il ne changera pas sa façon de penser, il ne pourra pas contrôler ni son stress ni ses émotions.

La première étape consistera donc à accepter l'idée tout en se la répétant plusieurs fois par jour: «Je fais toujours mon possible et j'accepte que je ne puisse pas faire l'impossible.» Être toujours parfait est impossible.

La deuxième étape visera à éliminer les pensées dévalorisantes qu'il entretient sur son travail. Se sous-estimer est le pire défaut qu'un être humain puisse avoir. Au lieu d'essayer de construire en ne pensant qu'à ses échecs, il lui serait préférable de se concentrer sur ses succès. Que son patron apprécie son travail devrait être pour lui une source de motivation et d'enthousiasme. Les échecs sont normaux et servent à connaître d'autres succès. Jean-Pierre a le potentiel pour réussir mais il ne veut pas attendre l'expérience. Or, l'expérience, par définition, cela demande du temps. Par son attitude irréaliste, il est en train de provoquer son propre échec car son physique ne pourra pas résister bien longtemps à un si mauvais traitement. La technique du STOP lui sera très profitable au début pour chasser l'habitude d'avoir des idées négatives sur sa performance au travail.

Le troisième aspect de son traitement consistera à planifier son travail d'une façon plus adéquate. D'abord, il devra mettre de l'ordre sur son bureau. Il n'y a rien de plus énervant que de se sentir enseveli sous une tonne d'activités à faire. Son bureau devra donc être débarrassé de tout ce qui s'y trouve et les dossiers devront être classés ailleurs, hors de vue autant que possible.

Ensuite, il devra planifier son temps. Un agenda bien fait est un outil absolument indispensable. En tenant compte qu'il n'a que deux mains, deux pieds, une tête, qu'une journée ne comporte que 24 heures et qu'il n'en passe au travail que 8 par jour, il devra mettre de l'ordre dans ses dossiers, donnant la priorité aux plus importants. Chaque jour, il devra évaluer le nombre possible et raisonnable de dossiers qu'il peut traiter. De toute façon, s'il persiste dans sa course folle, le stress qui accompagne sa surcharge de travail se chargera de ralentir son rythme en diminuant son efficacité. Si, après avoir planifié raisonnablement son temps, il ne peut absorber tous les dossiers et tout le travail exigé par ses patrons, il devra intervenir auprès de ces derniers pour qu'ils allègent sa tâche.

«Mon patron m'a offert de l'aide si j'étais débordé mais, jusqu'à présent, je voyais cela comme un signe de faiblesse de ma part», me rapporta Jean-Pierre.

Plusieurs personnes m'ont déjà apporté comme objection que leurs patrons ne sont pas tous aussi compréhensifs et qu'ils craignent pour leur emploi. Plusieurs patrons font effectivement pression sur leurs employés pour les forcer à produire mais ils préfèrent, en règle générale, conserver un employé consciencieux. Advenant le cas où un patron serait à ce point intransigeant et incompréhensif, je crois qu'il serait préférable de perdre un emploi que de perdre la santé.

La quatrième étape du traitement sera de prévoir des temps libres pendant la journée pour se détendre, se relaxer, faire de l'exercice ou pour tout simplement faire le point. L'efficacité du travail n'en sera qu'augmentée.

La cinquième étape devra consister en une saine alimentation. Comme il est débordé, Jean-Pierre a pris l'habitude de sauter des repas ou de manger sur le pouce des aliments de piètre qualité. Un corps mal nourri est en mauvaise forme et fournit moins d'énergie au cerveau.

De même, il devra s'obliger à dormir 7 ou 8 heures par jour s'il veut contrôler son stress.

Jean-Pierre me répliqua: *«Je n'ai pas le temps de faire tout ça.»*

Je lui répondis: *«Le temps, ce n'est pas quelque chose que l'on a mais quelque chose que l'on prend. De toute façon, si vous ne prenez pas le temps de vous occuper de votre santé actuellement, vous allez être obligé de prendre le même temps pour vous occuper de votre maladie plus tard.»*

Résumé

Un perfectionniste pourrait se définir comme suit: même au prix d'un épuisement total, je dois absolument toujours faire mon possible et si je ne réussis pas, je dois en être tenu coupable. C'est un très grave défaut et une aberration de l'esprit incompatible avec un être humain.

En règle générale, les gens sont d'accord pour les autres. On comprend facilement qu'une personne n'a pas à s'épuiser pour faire quelque chose, qu'elle ne peut pas être parfaite en tout et qu'elle n'a pas à se sentir coupable s'il n'y a pas réussite totale. Et pourtant, ce qui est bon pour les autres, ne l'est pas pour eux. La très grande majorité des gens n'admettent pas de ne pas être parfaits, s'épuisent pour le devenir et se rendent coupables s'il n'y a pas succès.

C'est sûrement le type d'éducation que nous avons reçu tant de nos parents, de l'Église et de l'école qui en est responsable. Je crois qu'il faut autant que possible bien faire ce que nous avons à faire, je crois que l'être humain le plus heureux est celui qui a le goût de s'améliorer mais je crois aussi que l'être humain n'a pas le droit de se détruire ou de s'épuiser pour atteindre un but peut-être mal fixé et au-dessus de ses forces, et surtout il ne doit pas se rendre coupable de ne pas être à la hauteur de ses attentes.

Le perfectionniste a deux types de comportement: ou il s'épuise pour atteindre son but et crée ainsi un stress épouvantable qui finit par l'user et même le faire mourir, ou il devient paralysé. Il n'ose plus rien entreprendre de peur de ne pas réussir et d'avoir à faire face à un échec. Si je ne fais rien, je suis certain de ne pas me tromper. Si je ne marche pas, je suis certain de ne pas tomber. C'est la seule erreur impardonnable que je connaisse. Toutes les autres erreurs qu'un individu peut faire sont des opportunités qui peuvent l'amener à s'améliorer, mais s'il ne fait rien, aucun progrès ne pourra jamais avoir lieu.

Savoir cela est une chose, l'intégrer dans sa vie en est une autre. Le seul moyen que je connaisse pour pouvoir se débarrasser du perfectionnisme, c'est de le vivre dans une situation stressante ou culpabilisante. Donc nos expériences négatives vont nous aider à identifier et à prendre conscience dans notre réalité de ce que nous pensons de nous-même. Puis, avec un crayon et un papier, outils indispensables à notre cheminement, nous allons écrire la séquence A-B-C de notre comportement. Nous n'avons pas d'autre choix, ce sont nos erreurs qui vont nous permettre de nous améliorer. Nous sommes bien loin de la culpabilité qui engendre la punition. C'est seulement à partir de l'erreur analysée que nous pourrons vraiment intégrer dans notre vie notre nouvelle psychologie de bonheur.

Une fois que votre pensée sur l'événement sera clairement établie, vous pourrez alors vous reprogrammer en vous répétant souvent la nouvelle pensée plus réaliste que vous voulez acquérir.

Josiane, gérante de magasin, a réalisé à 44 ans qu'elle s'était donné comme mission de rendre tout le monde heureux autour d'elle. Elle avait passé sa vie à éteindre des feux et oubliait de s'occuper d'elle. Dans la planification du temps, il est bon d'en consacrer une partie pour aider les autres mais il est aussi primordial de s'en garder un peu pour soi. L'équilibre de la personnalité en dépend. N'oublions pas que nous ne pouvons pas être responsable du bonheur des autres. Seule la personne elle-même a ce pouvoir.

Caroline avait été programmée très tôt par sa mère autoritaire pour être autre chose que ce qu'elle était en réalité. Elle était partagée entre l'obligation de ne pas la décevoir, d'être parfaite, et le besoin naturel d'être elle-même à 30 ans. Comme il est plus difficile de se débarrasser des programmations que nous recevons en bas âge, il faut une bonne déprogrammation. Elle s'est répétée: «Je ne suis pas responsable des déceptions de ma mère, ni de celles des autres.»

Isabelle, la femme parfaite en tout ou presque, trouvait honteux de ne pas être capable de régler son problème de poids seule. Mais c'est justement le surplus de stress engendré par cette course effrénée vers la perfection qui la faisait manger. Il lui faudra apprendre de ses erreurs. La semaine où elle a triché devenait une excellente opportunité de reconnaître qu'elle était une personne humaine normale et qu'elle devait s'accepter comme telle. Malheureusement, il ne semble pas qu'elle en ait tiré profit, elle était plus préoccupée d'effacer le demi-kilo (une livre) en trop sur sa fiche de contrôle.

Jean-Pierre 32 ans, face à sa nouvelle responsabilité envers 6 employés, ne se croyait pas perfectionniste. Il était à la recherche de l'excellence mais au prix de malaises dans la poitrine et d'épuisement physique et nerveux. Il se programme maintenant en se disant: «Je fais mon possible mais je ne peux pas faire l'impossible.» Il devra aussi valoriser ses succès et tout mettre en oeuvre pour se relaxer et reposer son corps car c'est la pile qui fournit l'énergie au cerveau.

Un des outils les plus sous-estimés et pourtant essentiels pour assurer un rendement efficace avec le moins de stress possible, c'est la tenue d'un agenda. Il doit être réaliste et prévoir des temps de repos ou de relaxation. La productivité s'en trouve améliorée avec un stress minimum. Une femme se présente à mon bureau, bouleversée. Elle se sent écrasée et, malgré les techniques de relaxation que je lui fais pratiquer, elle n'arrive pas du tout à se détendre. En la questionnant, je finis par apprendre qu'en plus de son travail de maison, cette mère de 3 enfants doit aider son mari qui a un commerce de confiseries. Le sous-sol de la maison en est littéralement rempli et c'est elle qui doit mettre les friandises dans les sacs. Elle est débordée et n'arrive plus à fonctionner.

J'ai fait son agenda avec elle. Nous avons établi ensemble le nombre d'heures qu'elle devait consacrer par jour au travail de maison. Compte tenu de ses heures de sommeil, de repas et d'une demi-heure par jour pour elle-même, nous sommes arrivés au résultat qu'elle ne pouvait pas travailler plus de 4 heures par jour pour empaqueter les confiseries. Ensuite, nous avons estimé le temps qu'elle prenait pour remplir un sac, soit environ 3 minutes. Donc, elle pouvait avec facilité remplir 20 sacs par heure et 80 par jour. Comme les besoins du mari étaient supérieurs à cette productivité, elle devait donc avoir de l'aide.

La semaine suivante, lors de sa visite, elle était radieuse. Le stress avait disparu. Son mari avait engagé sa belle-soeur pour l'aider et elles avaient pu répondre aux besoins du commerce. Chose surprenante, une fois détendue, ce n'est pas 20 sacs qu'elle réussissait à remplir par heure mais bien 30 et sans stress.

Débarrassez-vous de votre perfectionnisme. Apprenez de vos erreurs, c'est la seule façon de vous améliorer. Éliminez la culpabilité, elle n'existe que dans votre tête. Laissez dire les gens, ne vous en préoccupez pas s'ils jugent votre comportement, vous n'avez de compte à rendre qu'à vous-même. Ils se trompent sûrement beaucoup plus souvent que vous, puisque juger les autres est une grave erreur.

CHAPITRE 7

ÇA N'ARRIVE QU'À MOI

Et si ça m'arrivait?

«Je n'ai pas dormi de la nuit, me raconte Fernande, *je suis extrêmement nerveuse. Imaginez-vous donc, j'ai pris connaissance aux nouvelles hier qu'un homme avait tué sa femme et son fils puis s'était suicidé en retournant l'arme contre lui. C'est épouvantable et le pire c'est que cela a eu lieu dans mon village natal. Je pense même que je connaissais leurs parents. C'est bien simple, je n'ai pas réussi à fermer l'oeil de la nuit. Ça n'arrive qu'à moi ces choses-là.»*

Fernande s'en fait avec tout ce qui se passe autour d'elle. Elle passe ses journées à chercher les malheurs qui pourraient bien lui arriver et elle finit par les trouver, évidemment. Elle est une assidue des bulletins de nouvelles et lit tous les journaux à potins pour savoir quel malheur a bien pu arriver à ses vedettes préférées; elle a la gorge serrée lorsqu'elle lit le courrier du coeur.

«Ne riez pas, docteur, il faut être réaliste et prévoir. Ces malheurs pourraient bien arriver à mes enfants. Par exemple, j'ai lu la semaine dernière qu'un chanteur populaire s'était suicidé en prenant de la drogue, eh bien je n'ai pas dormi pendant deux jours tant que mon fils n'est pas rentré du week-end qu'il était allé passer chez des amis. Ce n'est pas facile d'être parent.»

«Est-ce que votre fils prend de la drogue?»

«Bien sûr que non, mais on ne sait jamais, il pourrait être drogué à son insu. Il y a tellement de choses qui arrivent. Prenez le cas de ma nièce et de son mari, ils sont décédés tous les deux, l'an dernier, dans un accident de voiture. J'ai dû prendre le lit pendant une semaine. On n'est jamais trop prudent avec tout ce qui arrive aujourd'hui.»

Comme je lui suggérais d'apprendre à faire des exercices de relaxation et de se parler positivement pour diminuer son stress, elle me répondit: *«Comment voulez-vous que je sois calme et détendue avec le genre de vie qu'on mène et tous les malheurs qui me tombent dessus? Je crois que je suis née pour un petit pain. Il n'y a vraiment rien à faire avec mes nerfs. Cela ne vaut même pas la peine d'essayer.»*

Le stress et les émotions que Fernande vit ne viennent pas des événements eux-mêmes mais de la pensée qu'elle a de ces événements. Sa pensée pourrait se résumer ainsi: la vie est remplie de choses négatives et épouvantables qui peuvent arriver et comme je ne suis pas chanceuse, il y a de très grandes chances qu'elles m'arrivent.

C'est cette pensée tout à fait fausse qu'il faut qu'elle change si elle veut s'améliorer. Pour ce faire, elle devra en premier lieu éviter le négatif autant que possible. Je lui ai donc recommandé de ne plus écouter les bulletins de nouvelles qui sont à peu près toujours négatifs, de cesser de rechercher les malheurs qui arrivent aux autres et de ne plus jamais lire les courriers du coeur. Ce n'est pas le malheur qu'elle doit rechercher mais bien le bonheur. Et cela va peut-être vous surprendre, il y a plus de choses positives dans le monde que de négatives, mais encore faut-il les rechercher et les voir.

Je lui ai suggéré en deuxième lieu de lire des livres positifs sur le développement de la personnalité et la motivation, ainsi que des biographies de gens qui ont réussi.

En troisième lieu, je lui ai demandé d'appliquer la technique du STOP aux idées négatives puis de se concentrer et de voir dans sa tête toutes les choses positives qu'elle a dans sa vie: un bon mari, deux enfants intelligents et en bonne santé, de l'argent en quantité suffisante pour satisfaire ses besoins, une maison confortable et la santé pour entreprendre tout ce qu'elle désire.

En fait, le bonheur était là mais sa peur irréaliste que lui arrivent toutes sortes de malheurs l'empêchait de le voir.

Elle était le propre artisan de son malheur.

Le malheur me court après

Depuis quelques semaines, je suivais Yolande pour un problème d'excès de poids. Elle a 50 ans et deux enfants, un garçon de 25 ans et une fille de 19 ans.

«Je suis pas mal tannée de toujours manger les mêmes choses pas bonnes, j'ai hâte de lâcher ma diète», me lance-t-elle.

«Que mangez-vous dans votre régime?»

«Du steak, du steak, du steak et de la salade, de la salade, de la salade, je suis en train de tourner lapin.»

«Je conviens avec vous que c'est un régime monotone mais vous avez le droit de manger une grande variété d'aliments. Il serait très important que vous fassiez un effort pendant votre régime pour vous préparer de beaux plats gastronomiques afin d'éviter la frustration. Vous aimez les fruits de mer alors il serait intéressant que vous cherchiez des recettes appropriées que vous ne connaissez pas encore mais qui sont succulentes et compatibles avec votre régime amaigrissant.» Et je lui donnai une liste de livres de recettes appropriés.

«Je ne crois pas vraiment à cela. Si c'est bon au goût, je suis convaincue que je ne pourrai pas maigrir.»

Notre pauvre Yolande croyait sincèrement qu'il fallait être frustré et malheureux pour arriver à perdre du poids. Et elle enchaîna d'un trait:

«De toute façon, il ne se passe pas une semaine sans qu'il m'arrive quelque chose. Le malheur me court après et colle à moi comme une sangsue.»

«Que vous arrive-t-il?»

«C'est épouvantable, mon fils s'est séparé de sa femme la semaine dernière et ils ont une merveilleuse petite fille de 2 ans. Ils formaient une si belle petite famille! Il y a toujours quelque chose qui arrive, je ne réussirai jamais à avoir la paix dans cette vie.»

Suite à l'annonce par son fils de sa séparation, Yolande, bouleversée, a bouffé toute la semaine.

«C'est bien triste, en effet, que votre fils se sépare mais il va vous falloir réagir positivement sinon, au lieu d'avoir un seul problème, vous en aurez deux. Votre taux de sucre est beaucoup trop élevé et si vous ne perdez pas votre excès de poids, vous aurez bientôt de sérieuses complications.»

«Je ne suis vraiment pas chanceuse, je n'ai qu'un garçon et il se sépare.»

«Vous en sentez-vous coupable?»

«Non, j'ai toujours fait mon possible pour l'aider mais je ne peux accepter l'échec de son mariage.»

«Votre fils est un être indépendant de vous. Vous ne pouvez pas et ne devez pas vivre à sa place. Il est le seul responsable de ses actions bonnes ou mauvaises. Vous avez le droit d'être déçue de cette séparation, mais votre priorité doit demeurer vous-même.»

«C'est bien beau à dire mais vous, vous n'avez pas de problème. Je ne vous en souhaite pas mais...» me répond-elle.

«Vous savez, tout le monde a ses problèmes mais l'intensité varie selon l'oeil ou la pensée avec lequel on les aborde. Comment votre fils réagit-il à cette nouvelle situation?»

«Il n'a pas l'air à trop s'en faire. Il se dit même soulagé parce que la situation à la maison était devenue insoutenable. Je pense qu'il s'en fait moins que moi.»

Yolande pense qu'il est normal de vivre dans la peau de ses enfants. Leurs échecs sont les siens. C'est une pensée irréaliste. Même une mère ne peut vivre à la place de ses enfants et son premier devoir consiste à être la mieux possible dans sa peau, à être la plus heureuse possible afin d'être un exemple pour l'entourage et de transmettre son bonheur. À ce stade-ci, son fils a beaucoup plus besoin d'une mère positive que déprimée.

Yolande devra donc pratiquer la technique du STOP et se répéter: *«Mes enfants choisissent ce qu'ils pensent être le mieux pour eux, c'est leur responsabilité. La mienne, c'est d'être la plus heureuse possible. Qu'ils s'arrangent.»*

La bataille ne sera pas facile à gagner. En quittant mon bureau, elle me dit:

«De toute façon, je me demande si cela vaut la peine de

suivre un régime. Toutes celles que je connais qui avaient perdu du poids l'ont toutes repris. Comme le malheur me court toujours après, je ne crois pas...»

En l'interrompant, je lui dis:

«STOP, *vous retombez dans vos idées fausses et négatives. Si vous ne cherchez que du négatif, vous ne trouverez que du négatif, mais si vous cherchez le bonheur et que vous arrêtez de prendre les problèmes des autres sur vos épaules, vous trouverez le bonheur.»*

Résumé

Plusieurs personnes pensent qu'il est normal et même de leur devoir de vivre le problème des autres comme s'il s'agissait du leur. C'est une grave erreur de penser cela et il n'y a rien de moral là-dedans. La morale nous enseigne à être responsable de nous-même et à refléter le plus possible notre bonheur d'être une créature de l'ordre divin. Ceux qui croient en Dieu admettront qu'il est la perfection du bonheur et si nous en sommes une partie, nous devons, autant qu'il nous l'est humainement possible, le refléter.

Il est normal d'être triste lorsqu'une personne aimée nous semble en difficulté, mais il est anormal de se détruire en vivant un stress et des émotions exagérées face à une situation que nous n'avons pas le pouvoir de changer. Nous avons été faits pour le bonheur et le malheur ne s'acharne que sur ceux qui le cherchent tout le temps.

Fernande, à 44 ans, avait toujours cherché les malheurs chez les autres et vivait malheureuse en pensant que cela pourrait lui arriver. Elle avait trouvé ce qu'elle cherchait même si la vie lui avait tout donné pour être heureuse. Il lui a fallu mettre un STOP aux bulletins de nouvelles, aux journaux à potins, aux téléromans négatifs et aux courriers du coeur. Le bonheur était à côté d'elle et elle cherchait ailleurs le malheur.

Yolande, à 50 ans, pensait que le malheur lui collait après comme une sangsue. Les autres étaient chanceux de ne pas avoir de problème mais elle, elle les avait tous. Elle vivait la séparation de son fils comme un échec personnel et vivait des émotions négatives dépassant même celles de son fils. Ce dernier n'a pas besoin d'une mère déprimée mais bien d'une mère positive et heureuse. Ni le fait de suivre une diète, ni la séparation de son fils ne sont des malheurs épouvantables qui ne courent qu'après elle. Ce sont, en fait, des événements de la vie qui sont suffisamment désagréables en soi pour ne pas être exagérés et comme nous n'avons pas d'autre choix, nous devrions plutôt en chercher les aspects positifs.

Le malheur ne tombe pas toujours sur le même pauvre monde; il n'y a que des gens qui trouvent ce qu'ils cherchent.

CHAPITRE 8

JE M'AFFIRME OU JE NE M'AFFIRME PAS?

Je n'ai pas peur de dire ce que je pense

Dans un de mes cours de comportement et de motivation, Serge, 37 ans, raconte son expérience:

«Je suis instructeur pour une équipe de hockey à ma paroisse. Je donne plusieurs heures par semaine gratuitement pour aider les jeunes. La semaine dernière, suite à un conflit avec le père d'un enfant qui désirait que son fils joue plus souvent du fait qu'il était meilleur que les autres et à mon refus, le directeur de la ligue, que le père connaissait bien, m'a ordonné de me plier à cette exigence et il m'a assuré de sa présence derrière le banc pour vérifier si je respectais ses ordres.

Ma réaction a été immédiate. Je lui ai écrit une lettre de 3 pages où je n'ai pas eu peur de dire ce que je pensais de lui et des dirigeants de la ligue. Je leur ai même dit qu'ils agissaient comme des collégiens en culotte courte et je leur ai offert ma démission.»

Évidemment, Serge, blessé du comportement du directeur à son égard, avait réagi violemment et, durant toute la semaine, son régime s'en était ressenti. Son agressivité l'avait conduit jusqu'à donner sa démission du poste d'instructeur qu'il aimait tout particulièrement.

«C'est vrai que j'aime m'occuper des enfants, cela va me manquer beaucoup mais je ne peux accepter sans rien dire le comportement du directeur de la ligue.»

«Je comprends que vous ayez été blessé; je pense que vous avez probablement raison dans ce conflit, mais je crois que vous n'avez pas pris les bons moyens pour exprimer vos idées et vos sentiments. Votre attitude fera que vous aurez à vous priver de ce que vous aimez faire à cause du comportement erroné d'une autre personne. Il y a possibilité de vous affirmer face à cette personne et de lui exprimer vos sentiments d'une façon telle que vous pourrez trouver une meilleure solution que celle de démissionner.»

Serge devait passer devant le comité de la ligue de hockey trois jours plus tard. Je lui suggérai de faire un DESC pour régler son conflit personnel.

DESC signifie:

D= décrire la situation

E= exprimer ses sentiments sur cette situation

S= spécifier ce que l'on aimerait comme changement

C= conséquence positive s'il y a accord et négative s'il n'y a pas d'accord.

Il est très important au début, et ce tant que l'on n'est pas familier avec cette technique, de la préparer sur une feuille de papier avant de rencontrer la personne. Chaque énoncé doit être court, direct au but et surtout sans exagération.

Serge prépare son DESC.

D= La situation vient du fait que vous m'avez imposé votre décision sans m'entendre et que vous voulez me surveiller derrière le banc.

E= Je me suis senti blessé et traité comme si j'étais un enfant.

S= J'aimerais qu'on puisse trouver une façon de mieux communiquer et ne pas être surveillé.

C= Si nous pouvons nous entendre sur ces points, je crois que l'atmosphère sera agréable et nos jeunes en profiteront. Je crois que j'ai déjà fait mes preuves dans le passé. Si nous ne pouvons pas nous entendre, je devrai démissionner.

Comme vous le remarquez, le DESC de Serge est court, explicite et bien fait. Lorsqu'on décrit la situation, il ne faut en décrire qu'une seule, celle qui nous semble la plus cruciale, quitte à revenir à la charge plus tard, une fois réglé le problème le plus important.

Lorsqu'on exprime ses sentiments, il faut être sincère, exprimer vraiment ce qu'on a ressenti sans honte et surtout ne jamais attaquer l'autre.

Lorsqu'on spécifie ce que l'on veut, il faut demander un seul changement à la fois et être réaliste dans ses demandes. Il ne faut pas s'attendre à ce qu'une personne puisse changer tout son comportement du jour au lendemain. Nous devons nous mettre un peu à sa place et nous demander ce qu'elle peut faire à ce stade-ci. Il peut être utile aussi de présenter ce que nous entendons nous-même améliorer dans notre comportement avant de demander à l'autre de changer.

Lorsque nous établissons les conséquences qui vont suivre les décisions prises, il faut insister surtout sur les conséquences positives et agréables pour les deux parties. Il est bon aussi de laisser entrevoir les conséquences négatives suite à un refus. Les conséquences négatives ne doivent pas être excessives et démesurées par rapport au problème sinon elles n'auront aucun poids.

Serge s'est finalement présenté à la réunion spéciale convoquée pour étudier son cas.

«Tout le monde était tendu quand je suis arrivé. Ils s'attendaient à ce que je sois agressif suite à ma fameuse lettre. J'ai commencé par donner la main à chacun en les regardant dans les yeux avec un beau sourire. Puis j'ai fait mon DESC que j'avais préparé et pratiqué à la maison. Pendant que je parlais, je voyais les visages changer. Au début, ils étaient confus et ne comprenaient pas, puis ils se sont détendus et ont commencé à sourire spontanément. Quand j'eus fini mon DESC, le directeur s'est levé et s'est dit désolé si son geste m'avait blessé à ce point-là mais que ce n'était pas son but. Quant au conflit, il admettait qu'il aurait dû m'en parler mais comme j'avais la réputation d'être très agressif, il n'avait pas osé.»

Serge a finalement gagné son point, il a continué à être

instructeur de hockey pour les enfants, il a amélioré la qualité de ses rapports avec les autres, il s'est fait des amis, il a appris à exprimer ses idées et ses sentiments et il a amélioré l'estime qu'il avait de lui-même. À contrôler son caractère et ses émotions, il a tout gagné.

Mes enfants ne m'écoutent pas

Hélène, 38 ans, en charge d'une famille monoparentale, se présente à mon bureau découragée, déprimée et complètement vidée. Elle est caissière dans une banque où elle travaille très fort 36 heures par semaine. En plus, elle élève un garçon de 10 ans et une fille de 14 ans.

«Je suis au bout de mon rouleau, me dit-elle. *Les enfants ne m'écoutent pas, ils ne m'aident pas du tout dans la maison, ils ne font même pas leur lit. Ils veulent toujours de plus en plus d'argent et me disent que je ne suis pas une bonne mère si je leur refuse. Ils n'étudient à peu près pas et ma fille me harcèle pour que je lui permette d'aller à la salle de danse et de rentrer à minuit le samedi soir. Je n'en peux plus et j'ai passé ma semaine à manger.»*

Pour pouvoir aider Hélène, il fallait voir la situation clairement.

Premièrement, elle admit qu'elle avait toujours gâté ses enfants et probablement trop d'ailleurs, sous prétexte qu'ils n'avaient pas de père présent à la maison et que, de toute façon, ils auraient des responsabilités assez tôt dans la vie. Les enfants trouvaient donc normal cette situation puisqu'il en avait toujours été ainsi. «Si je demande quelque chose et que ma mère consent à me le donner, c'est sûrement que c'est correct», se disent-ils. Ils avaient été programmés ainsi. Il y avait donc toute une nouvelle programmation à leur donner.

Programmer des enfants de 10 et de 14 ans ne peut se faire de la même façon que lorsqu'ils avaient 5 ans.

Je lui demandai: *«Comment essayez-vous d'obtenir leur collaboration?»*

«Comme tout le monde, me répondit-elle. *Je leur demande de faire ce que je considère être normal qu'ils fassent. J'ai beau crier et les menacer, il n'y a rien qui fait.»*

Les enfants, lorsqu'ils atteignent l'adolescence, sont un

peu comme les adultes, ils n'aiment pas être commandés. Ils sont à la recherche de leur propre identité et ils essaient de se montrer autonomes. Il s'agit de demander quelque chose pour qu'ils fassent automatiquement le contraire.

Pour améliorer la situation, j'ai suggérai à Hélène de préparer un DESC par écrit. Voici ce qu'elle a écrit:

D= Elle a décrit la situation qui prévalait à la maison en ces termes: Vous n'êtes plus des enfants, vous voulez être traités comme de jeunes adultes et vous avez raison. Nous faisons tous les trois partie d'un groupe qui s'appelle notre famille. Or vous ne faites rien pour aider au bon fonctionnement de notre groupe. Vous ne faites pas vos lits, ni le ménage dans vos chambres, vous n'aidez jamais à l'entretien général de la maison et vous ne faites même pas bien ce que vous avez à faire, vos études.

E= Elle a exprimé ses propres sentiments ainsi: Je suis épuisée et à bout de ressources. Je ne peux plus tenir le coup à tout faire seule dans la maison.

S= Elle a spécifié ainsi ce qu'elle désirait pour voir la situation s'améliorer: comme nous faisons tous partie du même groupe, j'aimerais donc que nous puissions établir ensemble nos responsabilités respectives.

C= Elle a exposé ainsi les conséquences: Si nous établissons et respectons les responsabilités que nous aurons mutuellement convenu de prendre, je me sentirai grandement soulagée, j'aurai plus d'énergie et je serai de meilleure humeur. Notre vie familiale en sera grandement améliorée. Aussi, je vous verserai à toutes les semaines un salaire convenable pour le travail exécuté.

Par contre, si vous ne voulez prendre aucune responsabilité, je devrai couper vos allocations, vos sorties de fin de semaine et votre camp de vacances de l'été prochain.

Hélène leur donna chacun leur lettre et attendit les événements.

Le lendemain, sa fille de 14 ans, dès qu'elle l'aperçut, lui dit: «Ta lettre, ça c'est heavy.» Elle était emballée. Les deux enfants et la mère se rencontrèrent et établirent ensemble leurs responsabilités respectives.

Du jour au lendemain, la situation fut transformée. Les

enfants se sentaient impliqués, on ne leur imposait plus quelque chose, ils avaient choisi eux-mêmes. Du même coup, ils apprenaient le sens des responsabilités. En plus, ils appréciaient la récompense associée.

Tout ne fut pas toujours parfait et, à l'occasion, la mère n'a pas hésité à sévir et à couper le salaire. Dans l'ensemble, tout alla très bien et elle n'eut pas besoin d'appliquer des sanctions extrêmes.

Certaines personnes auront peut-être des objections à ce qu'on donne une récompense en argent à un enfant. La récompense fait partie du comportement normal de tout être humain et l'aide à répéter ses bonnes actions. La récompense peut être et doit être en premier lieu verbale. Il est très important qu'Hélène félicite et remercie ses enfants pour leur attitude positive. L'appréciation manifestée par le langage ne se remplace pas.

En complément, une allocation monétaire, donnée uniquement lorsqu'elle est méritée, fournit à celui qui la reçoit les outils pour se sentir plus autonome et lui enseigne la valeur de l'argent.

La punition dans notre société a été beaucoup abandonnée. La récompense et l'encouragement sont sûrement plus importants car ils favorisent la répétition du bon geste posé. Cependant, la punition demeure dans certains cas utile car elle permet de décourager la répétition du mauvais geste. Elle doit donc être appliquée sans compromis si elle est méritée. La menace de punition jamais appliquée n'a aucun effet. Bien entendu, la punition comme la récompense doivent être proportionnées au geste posé.

Hélène ayant bien appliqué la technique du DESC pour améliorer sa situation familiale, elle n'a pas eu à faire la grève contre ses propres enfants comme cette femme de Salt Lake, Utah, États-Unis. Comme elle n'arrivait pas à avoir la collaboration de ses 3 enfants de 6, 8 et 9 ans, elle a fait une grève totale, ni entretien ménager, ni repas. Au bout de trois jours, les enfants ont abdiqué et signé un règlement contractuel. Voici comment elle résumait la situation: «Je crois que la meilleure façon de forcer un petit garçon à faire ce que vous voulez, c'est de le traiter comme un homme, c'est-à-dire de le prendre par le ventre. Je suis très satisfaite des résultats de ma ténacité.»

Les hommes sont tous des égoïstes

Catherine essaie de maigrir depuis quelques semaines mais sans succès. Elle me semble très tendue.

Soudainement elle éclate:

«Les hommes sont tous des égoïstes. Ça fait 20 ans que je donne littéralement ma vie à mon mari et lui ne se préoccupe jamais de moi. Il ne s'est jamais demandé si j'aimais avoir des relations sexuelles avec lui. Quand il est prêt, je dois être prête. Je ne l'ai jamais refusé. J'ai toujours essayé de prévoir ses moindres désirs, lui jamais.

Je n'en pouvais plus la semaine dernière et j'ai déballé mon sac. Après m'avoir critiquée toute la soirée, monsieur voulait faire l'amour. Si je n'étais pas bonne à autre chose, il semble que là-dedans je faisais l'affaire. J'ai éclaté comme une bombe, ça a été plus fort que moi. Je lui ai dit que je ne voulais rien savoir et, que de toute façon, il ne m'avait jamais fait jouir en 20 ans de mariage.

Cela a sorti d'un coup, je n'ai pas pu m'arrêter. Je crois que j'étais encore plus surprise que lui. Il est resté quelques minutes sans parler et a quitté la pièce. Nous ne nous sommes pas parlé depuis. J'ai passé la semaine à manger. Je ne sais plus quoi faire. Je regrette ce que je lui ai dit, mais il est trop tard.»

«Je crois que vous avez raison dans vos demandes et dans vos griefs vis-à-vis de votre mari, mais vous n'avez choisi ni le bon moment, ni la bonne façon de vous affirmer. Dans le fond, cela fait 20 ans que vous auriez dû lui dire ce qui n'allait pas et probablement qu'à ce moment-là, ayant accumulé moins de frustration, vous auriez été moins brutale.»

«Mais j'aimais mon mari, me dit-elle, *et je croyais qu'avec le temps, il s'en rendrait compte. C'est fou mais je ne voulais pas le blesser et regardez tout le mal que je lui ai causé. Est-ce qu'il y a quelque chose à faire?»*

«Est-ce que votre mari vous aime?»

«Je ne sais plus. Après tout ce que je lui ai dit...»

Pour mieux saisir l'ampleur du problème, j'ai avisé Catherine que je communiquerais avec son mari pour lui demander de me rencontrer.

Lorsque je l'ai rencontré une semaine plus tard, je fus surpris de son attitude. Il était abattu et même dépressif. *«Votre coup de téléphone est bien tombé,* me dit-il, *j'allais vous appeler pour prendre rendez-vous. Depuis notre première dispute en 20 ans, je ne suis plus le même homme. Je ne dors plus, j'ai beaucoup de difficulté à faire mon travail de façon adéquate, je suis toujours épuisé et je ne suis plus capable de me concentrer. Dans le fond, je n'en veux pas à ma femme, elle a dû beaucoup souffrir pendant toutes ces années. C'est à moi que j'en veux de ne pas l'avoir comprise.»*

En fait, le mari de Catherine a toujours pensé que leur comportement de couple était tout à fait normal. Ses propres parents avaient toujours eu le même type de comportement et sa mère ne s'en était jamais plainte. Sa propre épouse ne s'en était jamais plainte non plus pendant 20 ans et il la croyait heureuse.

Il me dit: *«J'aime ma femme et j'ai réussi à tout gâcher.»*

J'avais affaire à un couple qui s'aimait mais le manque de communication avait failli tout détruire. Catherine, autant que son mari, était à blâmer. Elle aurait dû dès les premières années de son mariage s'affirmer et exprimer ses besoins tout à fait normaux. Quant à lui, il aurait dû être plus attentif aux besoins de son épouse.

Après leur avoir expliqué la situation actuelle séparément, je leur ai demandé de préparer par écrit à l'intention de l'autre un DESC en mettant l'accent sur l'expression de leurs sentiments personnels sans jamais attaquer l'autre.

Pour entretenir le dialogue, je leur ai suggéré de planifier une rencontre en tête à tête autant que possible en dehors de la maison et au moins une fois par semaine jusqu'à la fin de leur vie.

Aux dernières nouvelles, ils se sont inscrits dans un cours de sexologie à l'intention des couples et ils ont retrouvé l'amour de leurs 20 ans.

En groupe, ce n'est pas facile

Linda avait perdu beaucoup de poids avec une diète spéciale complétée avec des protéines et elle était très satisfaite d'elle-même. Lors de sa visite cette semaine-là, elle me dit: *«J'ai énormément peur de la fin de la semaine qui vient. Mon mari veut absolument que je l'accompagne dans un «party». Cela va être ma première sortie depuis deux mois, soit depuis le début de mon régime.»*

«Pourquoi n'êtes-vous pas sortie pendant toute cette période?»

«J'ai refusé toutes les invitations pendant mon régime parce qu'en groupe je suis portée à tricher», me répondit-elle.

«Moi, lui dis-je, *je vous encouragerais à sortir et à rencontrer des gens, c'est un des plus grands plaisirs de la vie. C'est déjà assez triste de vous priver de nourriture que vous aimez pour ne pas vous priver en plus de rencontrer des gens que vous aimez. Sinon vous allez accumuler beaucoup de frustration et dès que vous aurez terminé votre régime, vous allez vous défouler et manger pour reprendre le temps perdu.»*

«Vous avez raison, me répondit-elle, *mais je ne suis pas capable de me contrôler quand je suis en groupe. J'ai peur que tout s'écroule en fin de semaine et de ne plus être capable de me reprendre en main après. C'est ce qui est arrivé lors de mon échec précédent.»*

«Je comprends un peu mieux votre peur mais le meilleur remède à la peur, c'est l'action. Concentrez-vous sur le «party» à venir et dites-vous que vous allez être capable de vous contrôler. Imaginez les situations auxquelles vous aurez à faire face et ressentez bien à l'intérieur de vous la satisfaction d'être capable de refuser ce que vous ne voulez pas manger. Il faut que vous développiez une attitude positive si vous voulez récolter un comportement positif. N'oubliez pas que le succès ne se mesure pas à la perfection. Même si vous n'êtes pas parfaite, vous aurez commencé à progresser vers le contrôle de votre comportement en groupe. Même une amélioration de 5 ou 10 p. cent sur vos comportements antérieurs sera un succès. Le lendemain, vous serez contente de vous-même et heureuse de reprendre plus strictement votre régime. Accompagnez votre mari, profitez de votre soirée et ayez du plaisir.»

La semaine suivante, Linda ne s'est pas présentée à son rendez-vous.

«J'ai failli tout lâcher, me dit-elle deux semaines plus tard. *J'ai essayé de me parler comme vous m'aviez dit mais ça n'a pas marché. Les gens me félicitaient d'avoir perdu du poids, trouvaient que j'avais rajeuni et insistaient pour que je mange comme eux, prétextant que j'avais assez maigri et qu'il fallait que je profite de la vie maintenant. Plus ils me complimentaient, plus j'étais mal et plus je mangeais. Le plus drôle, c'est que je n'avais même pas faim et qu'il fallait que je me force pour tout ingurgiter. Cela a tellement mal été que j'ai fait des cauchemars toute la nuit. Je me suis réveillée en sueur, des biscuits avaient la forme d'un visage et je voyais leurs lèvres bouger, ils me disputaient et me traitaient de tous les noms devant le groupe. J'ai voulu tout lâcher durant la semaine qui a suivi mais il me revenait continuellement à l'esprit cette phrase que vous m'aviez déjà dite: vous avez le droit de tricher mais pas de lâcher.»*

En discutant avec Linda, nous avons finalement découvert que ce n'était pas le goût des aliments qui la faisait tricher mais bien l'impossibilité de pouvoir refuser, particulièrement lorsqu'elle était en groupe. Elle avait peur de déplaire aux autres et d'être rejetée.

Dans une discussion, jamais elle n'exprimait ses idées ou ses sentiments si elle croyait qu'ils pouvaient déplaire même à une seule personne du groupe. Elle recherchait continuellement l'approbation et l'amour des autres à tout prix. Elle enregistrait dans sa tête un sérieux échec personnel et se sentait dévalorisée au plus haut point si une seule personne semblait la juger négativement.

Le manque d'affirmation de Linda en groupe constitue un sérieux défaut susceptible non seulement de la maintenir dans son problème d'obésité mais aussi de lui créer des émotions négatives et un manque d'estime d'elle-même.

Aucun être humain ne peut plaire à tout le monde. C'est vraiment une mission impossible. Notre premier devoir, c'est d'être nous-même et de développer nos propres richesses intérieures. Il ne s'agit pas de s'aliéner tout le monde, au contraire nous ferons des efforts pour entretenir de bonnes relations avec le plus de monde possible. mais cette recherche de l'amitié ou de l'amour de l'autre, ne doit pas se faire en niant sa propre personnalité. Sinon l'autre n'aimera pas vraiment la personne que nous sommes puisqu'il ne la connaîtra pas réellement.

Chaque personne que nous sommes est un être unique qui doit travailler à le devenir de plus en plus et à se faire connaître comme tel. Cette démarche demande aussi que nous respections le caractère unique de l'autre personne. En général, les gens aiment les personnes qui ne sont pas comme tout le monde et qui sont originales en autant qu'elles respectent l'originalité de l'autre aussi.

Linda devra donc commencer à exprimer ses idées et ses sentiments. Au début, je lui ai suggéré de se préparer à l'avance et de connaître une première victoire en petit groupe ou même avec une autre personne seule, soit son mari, un frère, une soeur ou une amie.

Le deuxième aspect consistera à apprendre à refuser de la nourriture non désirée en groupe. Pour ce faire, je lui ai enseigné la technique du perroquet.

Cette technique consiste à répéter continuellement la même phrase ou les mêmes mots afin de décourager l'interlocuteur trop insistant. Par exemple, elle pourra pratiquer chez elle avec une autre personne ou avec son magnétophone, la réplique choisie: «Non merci, je n'en veux pas.» Si l'interlocuteur revient à la charge 5 fois, on répète toujours la même chose sans aucune autre explication avec une attitude ferme et souriante.

Comme les gens s'attendent au début à ce que vous succombiez, ils reviendront à la charge mais lorsqu'ils se seront rendu compte que lorsque vous refusez une fois, c'est définitif, ils ne vous harcèleront plus.

«J'ai reçu chez moi la semaine dernière ma soeur et son mari, me raconte Linda à sa visite suivante, *et j'ai pu pour la première fois de ma vie refuser de manger ce que je ne voulais pas malgré les insistances de mon beau-frère. C'est extraordinaire, je n'ai jamais été aussi contente de moi de toute ma vie. Ça marche, votre technique du perroquet, c'est formidable mais il faut vraiment l'avoir pratiquée avant et s'être entendu prononcer les mots à voix haute pour s'habituer à cette nouvelle attitude.»*

Résumé

La grande majorité des émotions négatives qu'une personne subit viennent de sa difficulté à avoir des relations adéquates avec autrui. Le manque d'affirmation ou la mauvaise façon de se poser face à l'autre en sont les responsables.

Tant que Serge n'a pas eu peur de dire à tout le monde ce qu'il pensait, il a récolté ce qu'il avait semé: de l'agressivité. Par son attitude vindicative vis-à-vis du président de la ligue de hockey, et ce même s'il avait raison dans ses doléances, il a failli perdre une activité qui lui tenait à coeur.

S'affirmer ne veut pas dire s'attaquer aux défauts des autres sous le prétexte de ne pas refouler. Il y a des façons efficaces de régler des conflits interpersonnels à la satisfaction des deux parties. La technique du DESC est un outil extraordinaire pour y arriver.

Hélène, à 38 ans et en charge d'une famille monoparentale, a réussi à s'assurer la collaboration de ses deux enfants gâtés en leur écrivant un DESC. Elle ne les a pas attaqués, au contraire elle leur a fait prendre conscience qu'ils étaient devenus de jeunes adultes et qu'ils devaient en assumer les avantages et les responsabilités. Je crois que l'une des grandes richesses, en dehors de la santé, que nous pouvons laisser à nos enfants, c'est le sens des responsabilités. Et pour que nos enfants puissent l'apprendre — nous ne venons pas au monde avec — les parents doivent s'affirmer adéquatement face à leurs enfants. Trop leur donner sans efforts de leur part ou trop les étouffer par un excès d'autorité les empêchera de se valoriser puisqu'ils ne se sentiront pas responsables de leurs actes.

Par son manque d'affirmation pendant 20 ans, Catherine a failli gâcher sa vie de couple. Le succès d'une union réside dans l'affirmation honnête des deux partenaires. Il ne faut jamais prendre pour acquis que l'autre doit savoir ce que nous pensons ou ressentons si nous ne le lui avons jamais exprimé. Il ne faut pas se dire: «Moi, à sa place, je comprendrais alors lui aussi devrait comprendre.» Chaque être humain pense différemment et n'est donc pas sensible aux mêmes choses. Chaque être humain est différent et c'est tant mieux.

Il est donc de notre devoir d'exprimer clairement nos sentiments, nos pensées et nos attentes et de revenir à la charge lorsque l'autre semble l'oublier. De même, c'est aussi notre devoir d'être à l'écoute de l'autre. C'est dans ce respect de la diversité où chacun défend son point de vue et accepte d'étudier celui de l'autre, que se construisent les plus belles unions. Quand ils ont appris à communiquer, Catherine et son mari ont pu revivre l'amour de leurs 20 ans et en mieux.

Linda gâchait sa santé, sa vie et son estime d'elle-même par son incapacité d'exprimer ses désirs en groupe. Toute sa vie était dirigée non pas vers son épanouissement personnel mais vers la recherche de l'approbation des autres. Elle avait peur de refuser de la nourriture pour ne pas déplaire aux autres. Elle niait sa propre personnalité pour ne pas être jugée. En premier lieu, elle s'est programmée en se répétant tous les jours: «Je suis la personne la plus importante dans ma vie et je dois m'aimer si je veux que les autres m'aiment vraiment.» Ensuite elle a pratiqué la technique du perroquet pour pouvoir perdre son habitude de ne pas être capable de refuser.

Voici quelques conseils pour savoir refuser adéquatement:

1— Refusez dès le début, vous éviterez les ambiguïtés.

2— Évitez de vous justifier.

3— Soyez honnête, direct(e) et ferme tout en utilisant un langage adéquat.

4— Pratiquez-vous à refuser; imaginez des situations et enregistrez sur magnétophone ces demandes et vos réponses.

En terminant ce chapitre très important sur les émotions causées lors de conflits entre les personnes, j'aimerais vous donner un tableau très explicite de ce qu'il faut faire et ne pas faire lorsqu'on fait un DESC. C'est une technique extraordinaire que je vous recommande au plus haut point. Vos relations avec les autres s'amélioreront à votre plus grande satisfaction. C'est magique et les résultats seront souvent instantanés.

1. Au début, imaginez une situation de conflit.

2. Pratiquez-vous à écrire votre DESC:
   — Décrire la situation
   — Exprimer ses sentiments
   — Spécifier ce que l'on veut
   — Conséquence positive ou négative

3. Les règles pour un DESC affirmatif:

		À FAIRE	À NE PAS FAIRE
DÉCRIRE	D1	Décrivez objectivement le comportement de l'autre personne.	Décrire vos réactions émotionnelles face à ce comportement.
	D2	Utilisez des termes concrets.	Utiliser des termes abstraits et vagues.
	D3	Décrivez une place, une heure et une fréquence spécifique de ce comportement.	Généraliser par "tout le temps".
	D4	Décrivez l'action et non pas le motif.	Essayer d'imaginer les buts et les motifs de l'autre personne.

		À FAIRE	À NE PAS FAIRE
EXPRIMER	E1	Exprimez vos sentiments.	Renier ses sentiments.
	E2	Exprimez-vous calmement.	Vous laisser aller à des explosions émotives.
	E3	Faites état de vos sentiments d'une façon positive en les reliant au but à atteindre.	Faire état de ses sentiments négativement et en s'attaquant.
	E4	Dirigez-vous vers le comportement **spécifique** à changer, — pas toute la personne.	Attaquer le caractère de la personne en cause.

		À FAIRE	À NE PAS FAIRE
SPÉCIFIER	S1	Demandez des changements précis chez l'autre personne.	Simplement dire que vous voulez que ça change.
	S2	Demandez un changement limité.	Demander un changement trop grand.
	S3	Demandez seulement 1 ou 2 changements à la fois.	Demander trop de changements à la fois.

S4	Spécifiez le actions que vous voulez voir disparaître et celles que vous préférez voir s'établir.	Demander des changements nébuleux.
S5	Prenez en considération le fait que votre requête ne demande pas de pertes énormes pour l'autre personne.	Ignorer les besoins de l'autre personne et ne penser qu'à vous.
S6	Spécifiez votre comportement que vous seriez prêt à changer si nécessaire.	Penser que l'autre seulement doit changer.

		À FAIRE	À NE PAS FAIRE
CONSÉQUENCE	C1	Que la conséquence soit explicite.	Avoir peur de parler de punitions ou de récompenses.
	C2	Donnez une récompense positive pour le changement de comportement dans la direction désirée.	Donner seulement des punitions en cas de refus de changer.
	C3	Sélectionnez quelque chose qui soit désirable et intéressant pour l'autre personne.	Sélectionner quelque chose que vous seul pourriez trouver intéressant.
	C4	Sélectionnez une récompense qui est assez forte pour maintenir le comportement.	Offrir une récompense que vous ne pouvez donner ou que vous ne donneriez pas.
	C5	Sélectionnez une punition en fonction de l'importance du refus de se conformer au contrat.	Faire des menaces exagérées.
	C6	Sélectionnez une punition que vous allez mener à terme.	Utiliser des menaces irréalistes ou des punitions défaitistes.

4. DESC Abrégé:

Plus vous pratiquerez, plus vous deviendrez habile de sorte que vous n'aurez pas toujours besoin d'écrire votre DESC au complet. Dans certaines situations, vous pourrez même réaliser un bon DESC spontanément sans écrire.

5. DESC à envoyer par courrier ou à utiliser par téléphone:

Très utile selon les situations; n'évitez pas si possible de vous affirmer face à face.

6. Écrivez vos DESC lorsque vous êtes calme, relaxé(e) et que le tout est bien réfléchi.

CHAPITRE 9

S'IL FALLAIT QUE LE PIRE ARRIVE

Un voleur volé

Suzanne se présente d'urgence à mon bureau. Elle a de la difficulté à parler, le souffle très court, ses mains tremblent et elle n'a pas dormi depuis 4 jours.

«Depuis mon retour de vacances, je suis toute à l'envers, me raconte-t-elle. *Imaginez-vous donc que j'ai été cambriolée pendant que j'étais partie. C'est épouvantable, ça n'a pas d'allure, c'est tout simplement effrayant. Ils ont volé tous mes bijoux, mon système de son et ma télévision.»*

Suzanne est prise de panique. Elle voit le vol dont elle a été victime comme un désastre.

«On ne peut plus se fier à personne de nos jours. Tout le monde est voleur», poursuit-elle.

L'ampleur de sa réaction me semble démesurée par rapport aux faits eux-mêmes. J'ai l'impression qu'on ne lui a pas seulement volé quelques biens matériels mais aussi quelque chose intérieurement.

Je lui demande d'analyser le fait précis qui provoque sa panique, le vol, et de me dire quelles sont les conséquences «épouvantables» qui vont en résulter.

«Il va falloir que j'avise mes assurances, la police est déjà venue me visiter et elle doit revenir pour avoir des précisions sur tout ce que je me suis fait voler. J'ai de la difficulté à rentrer à la maison après mon travail maintenant. En ouvrant la porte, j'ai l'impression qu'il y a quelqu'un en train de tout dévaliser et j'ai peur d'arriver face à face avec lui.»

Pour accélérer les choses, j'ai demandé à Suzanne de passer le test de Victor sur ordinateur afin d'avoir un meilleur tableau d'ensemble de sa personnalité et de ses émotions. Les résultats démontrèrent qu'elle était très émotive avec un score de 63, la normale devant être inférieure à 30, et qu'elle avait une forte tendance à dramatiser ou à exagérer les événements.

«Vous avez raison, c'est bien moi. Mais votre ordinateur, c'est une boule de cristal que vous avez-là... J'ai peur de tout. Je m'en fais pour des niaiseries. J'ai peur quand je me fais conduire en automobile, je ne parle jamais à quelqu'un que je ne connais pas, j'évite autant que je peux de prendre le métro surtout aux heures où il n'y a pas beaucoup de monde... et maintenant j'ai peur des voleurs. C'est plus fort que moi mais j'envisage toujours le pire.»

«Depuis quand êtes-vous aussi émotive?»

Elle hésite quelques instants et me répond:

«J'ai perdu ma fille unique il y a 10 ans des suites d'une tumeur cérébrale, et un an plus tard, mon mari se noyait au cours d'un voyage de pêche. Avant cela j'étais calme et je ne m'en faisais pas avec les petits inconvénients de la vie. Vous savez que vous me faites réaliser bien des choses, je ne m'étais jamais posé cette question-là.»

«Je comprends mieux maintenant que c'est plus que le vol de vos bijoux qui vous bouleverse mais vous revivez le «vol» de votre fille et de votre mari.»

«Oui, c'est ça. Je n'y avais jamais pensé comme cela mais c'est bien cette image-là qui m'est toujours restée, on m'avait volé les deux êtres que j'aimais le plus au monde.»

«Maintenant, il va falloir vous déprogrammer car depuis 10 ans, vous êtes votre pire voleur. Tous les jours, vous vous volez ce que vous avez de plus précieux, la vie.»

La première étape a consisté à briser l'habitude inconsciente d'associer tous les inconvénients de la vie avec une catastrophe. Le danger est que lorsqu'on voit du négatif partout, on finit par l'appeler. Pour réussir cette déprogrammation, je lui ai demandé d'écrire, au fur et à mesure qu'elle surviendrait, chaque situation qui provoquerait en elle une réaction émotive désagréable puis d'envisager toujours par écrit ce qui pourrait arriver de pire et ce qui pourrait arriver de mieux. Après avoir réussi à cerner les dimensions réelles du problème, Suzanne doit se demander: «Est-ce que cette situation est par elle-même si terrible que ça?»

La dernière étape a consisté à utiliser la technique du STOP chaque fois qu'elle sentait ses émotions monter et à se répéter cette phrase 20 fois par jour: «J'ai été assez volée comme ça, je ne suis pas pour me voler moi-même.»

Les résultats ont été extraordinaires et, après trois mois, nous avons pu mesurer sur Victor une amélioration considérable de 25 points. Le témoignage de Suzanne fut éloquent:

«C'est la première fois en 10 ans que j'ai l'impression de pouvoir enfin respirer à l'air libre, je suis sortie de ma prison.»

Et si c'était le cancer?

Je reçois à mon bureau Laurette, 59 ans. Elle est diabétique et obèse. Son médecin de famille me l'a référée pour qu'elle perde du poids, ce qu'elle n'arrivait pas à faire avec un régime standard de 1200 calories.

D'un commun accord, je lui prescris une diète spéciale à 500 calories complétée par des protéines et je lui demande de cesser ses médicaments pour son diabète qui seront inutiles car je l'assure qu'elle pourra contrôler son taux de sucre dans le sang par la diète seule.

Je lui explique qu'au stade de nos connaissances médicales actuelles, le seul traitement valable du diabète des obèses, ce ne sont pas les médicaments mais bien la perte de poids. 80 p. cent des diabétiques adultes obèses ne le seraient plus s'ils arrivaient à maintenir leur poids idéal. Et fait pour le moins bouleversant, la plupart des médicaments pour traiter le diabète par leur action chimique dans le sang empêche ou rend plus difficile la perte de poids.

Forte de toutes ces explications, Laurette entreprend son régime avec beaucoup d'enthousiasme et d'espoir. Au bout du premier mois, elle a perdu 5 kilos (11 livres) et son taux de sucre qui était à 240 avant la diète aux protéines, est maintenant à 120, la normale devant être inférieure à 115. Elle est ravie et se sent déjà rajeunir. Quelques jours plus tard, je reçois un téléphone urgent de Laurette.

«Docteur, j'ai de violents brûlements à l'estomac depuis hier, je n'ai plus d'appétit, je sens comme une bosse dans mon ventre et j'ai perdu beaucoup de poids depuis 1 mois, je suis certaine que c'est le cancer.» Elle est littéralement affolée.

Après l'avoir bien interrogée sur les événements et sur ce qu'elle avait mangé lors des derniers jours, je la rassure sur son diagnostic.

«Vous avez une gastrite, c'est-à-dire une irritation de l'estomac causée par un excès d'acidité. Vous avez trop pris de vinaigre. Vous n'avez pas de cancer et votre perte de poids est le résultat du régime que vous suivez depuis un mois.» Je lui recommande de prendre un anti-acide qu'elle a en sa possession, d'éviter tout ce qui est acide et de venir me voir dans quelques jours.

Je n'ai pas revu Laurette depuis plusieurs semaines quand je rencontre son médecin traitant.

Elle était allée le consulter, certaine d'avoir le cancer de l'estomac. Pour la deuxième fois en 5 ans, il avait fait faire tous les examens possibles susceptibles de donner le bon diagnostic, rayons X, échographie et même gastroscopie (tube descendu dans l'estomac qui permet de voir l'intérieur). Les résultats étaient tout le temps négatifs. Le médecin continua:

«Cela fait près de 10 ans que je la connais et c'est toujours la même chose, dès qu'elle a un petit malaise, elle pense toujours qu'elle a un cancer. Mais moi, j'ai appris à me méfier de ce type de patient. À force de penser qu'ils ont le cancer, ils finissent par le provoquer.»

Nous devenons ce que nous pensons. Au cours de la dernière guerre mondiale, le service militaire était obligatoire. Certains hommes, afin de ne pas passer l'examen médical d'admission, étudièrent les symptômes d'une maladie et se pratiquèrent à être convaincants. Plusieurs d'entre eux contractèrent réellement la maladie qu'ils avaient feinte. Laurette est déjà malade, pas encore de cancer mais de la peur d'être malade et de contracter le cancer. Cette maladie touche beaucoup plus de monde que l'autre, dure beaucoup plus longtemps et est pire que la maladie réelle.

J'entendais dernièrement le témoignage d'un homme de 32 ans, marié et père de deux enfants, qui avait combattu le cancer du sang, la leucémie, et qui disait: *«C'est la meilleure chose qui ait pu m'arriver dans ma vie. Je n'ai plus peur. J'ai appris grâce à cette expérience à ne prendre qu'une journée à la fois et à en savourer tous les aspects positifs. Chaque journée, c'est la journée la plus importante de ma vie et la seule qui compte. Je vis chaque journée, comme si c'était la dernière et je ne permets pas qu'une futilité vienne me la gâcher.»*

Il est dommage qu'il faille avoir failli mourir et être privé de ce que nous avons de plus précieux pour l'apprécier. Laurette devra se débarrasser de cette obsession car la peur n'a jamais engendré la santé. À chaque fois qu'une pensée négative se présentera à son esprit, elle devra la chasser en faisant la technique du STOP et imaginer immédiatement, en faisant passer un film dans sa tête, une situation heureuse où elle se verra vivre en bonne santé dans une activité plaisante actuellement et pour de nombreuses années à venir. C'est à force de répéter cette technique qu'elle fournira un but positif de santé à son cerveau et à son subconscient, afin d'arriver finalement à diluer et à anéantir son ancien but négatif, la peur de la maladie.

Pour qui se prend-il?

Il y a quelque temps, mon épouse et moi étions dans un «party» où nous rencontrâmes une ancienne amie de ma femme qu'elle n'avait pas vue depuis de nombreuses années. Je l'appellerai Pierrette. Elle avait environ 46 ans, était légèrement obèse avec un excès de poids d'environ 7 kilos (15 livres) et portait une superbe robe assez décolletée. La soirée allait bon train quand son beau-frère, de tempérament farceur et fort de quelques verres d'alcool, lui dit: «Tu as une superbe robe. Elle est juste ce qu'il faut, un peu trop petite au buste. Elle te va à ravir.»

Le visage de Pierrette a changé d'un coup. Elle semblait enragée contre son beau-frère. Sans parler, elle s'est dirigée vers la table à hors-d'oeuvre et s'est mise à manger comme si elle n'avait rien ingurgité depuis deux jours. Mon épouse alla la rejoindre.

«Pour qui se prend-il? lui lança-t-elle entre deux bouchées. Venir me dire que je suis trop grosse, je ne le prends pas. L'as-tu vu avec sa bedaine de bière?»

Elle était enragée, bouleversée et mangeait sans arrêter pour se défouler. Les tentatives de mon épouse pour la ramener à des sentiments meilleurs furent toutes vaines. Finalement, elle rata toute sa soirée et prit quelques kilos additionnels.

Un des problèmes fréquents susceptibles de provoquer des émotions vives vient de l'interprétation que font les gens de ce que les autres disent.

D'une façon presque systématique, ils cherchent dans les propos des autres les méchancetés qui leur sont adressées. Ils ne donnent jamais le bénéfice du doute, ils voient toujours le pire.

Pierrette a interprété les propos de son beau-frère comme le fait qu'elle était trop grasse alors qu'il aurait bien pu vouloir montrer, d'une façon peut-être maladroite, son appréciation sur son buste.

En analysant une situation qui a provoqué beaucoup d'émotion, il est bon d'étudier les deux alternatives, le pire et le meilleur. Et si le beau-frère avait voulu réellement dire qu'elle était trop grasse, comment aurait-elle dû réagir? Le fait qu'il lui dise qu'elle est un peu grasse, ne change rien à la réalité. On peut dire que le beau-frère n'est pas aveugle et aussi qu'il n'est pas délicat. Toute vérité n'est pas toujours bonne à dire. Mais je crois que Pierrette ne devrait pas en être aussi bouleversée. Si elle n'est pas satisfaite de son poids, elle devrait y trouver une motivation additionnelle pour entreprendre un régime. Si son choix est de demeurer à ce poids, alors elle n'a pas à se préoccuper des autres. Mince ou grasse, il y aura toujours des gens pour critiquer. Dans ce bas monde, il est impossible de plaire à tout le monde.

Dans la vie de tous les jours, nous sommes confronté continuellement avec des gens, avec des situations qui ne nous plaisent pas mais comme nous n'avons aucun contrôle sur ces événements, sur ce que les autres peuvent penser et dire, il faut les accepter avec philosophie. Ce qu'ils disent ne peut pas nous blesser, c'est nous seul qui acceptons, par l'interprétation que nous en faisons, que leurs propos nous blessent.

Voici la phrase clé qu'il faudrait que vous vous répétiez des centaines de fois et particulièrement dans les situations qui vous déplaisent: IL SERAIT PRÉFÉRABLE QUE les personnes ou les choses soient différentes de ce qu'elles sont MAIS ELLES ONT DROIT D'ÊTRE COMME ELLES SONT.

Pierrette pourrait se répéter: «Il aurait été préférable que mon beau-frère fût plus délicat dans ses propos, mais il a le droit de dire toutes les stupidités qu'il veut.»

On ne change pas les autres et on ne peut pas prévoir tout ce qu'ils vont dire ou faire. Ce qu'on ne peut pas changer, il faut l'accepter. Cela ne veut pas dire être d'accord. IL SERAIT PRÉFÉRABLE... MAIS...

C'est une phrase magique qui vous épargnera de nombreuses émotions négatives. Répétez-la très souvent pour qu'elle devienne une habitude que vous pourrez employer en toute situation.

Ce n'est pas juste

«Ce n'est pas juste, cela faisait 32 ans que mon mari travaillait au même endroit et il a perdu son emploi. Il a travaillé toutes ces années pour presque rien et pour le récompenser, on le met à la porte. Il n'y a vraiment pas de justice.» Jeannette a 48 ans et elle est très bouleversée. Son mari, qui est âgé de 50 ans, vient de perdre son emploi à cause de la fermeture de l'usine.

«Pour reprendre le contrôle de vos émotions le plus tôt possible, lui dis-je, *je vous recommande d'essayer d'analyser la situation le plus froidement possible et, dans un premier temps, d'évaluer ce qui pourrait arriver de pire et ensuite de mieux.»*

«Vous ne me direz pas que c'est juste de perdre son emploi à 50 ans. Il ne pourra sûrement jamais en retrouver un autre à son âge.»

Dans le fond, elle a raison: la justice n'existe pas. Le monde est ainsi fait. Les moineaux mangent les vers. Ce n'est pas juste pour les vers. Les araignées mangent les mouches, ce n'est pas juste pour les mouches. Les inondations, la sécheresse, les volcans, les tremblements de terre et les tempêtes sont injustes. À la naissance, tous les êtres humains ne sont pas égaux. Il y en a des grands, il y en a des petits; il y a des infirmes et des arriérés mentaux. Jeannette a raison, il n'y a pas de justice, il n'y en a jamais eu et il n'y en aura jamais. La seule erreur qu'elle fait, c'est de ne pas l'accepter. Même s'il n'y a pas de justice sur terre, elle a le choix d'être heureuse ou malheureuse.

Je lui dis: *«Si vous mettez votre situation au pire, ce n'est quand même pas si tragique. Votre mari retirera de l'assurance chômage pendant au moins un an, vous travaillez et vous n'avez plus d'enfant à charge. Je comprends qu'il AURAIT ÉTÉ PRÉFÉRABLE QUE votre mari conserve son emploi MAIS il n'y avait pas de choix. Par contre, votre situation, même au pire, ne me semble pas désespérée.»*

Elle me répond du tac au tac: *«Je n'ai jamais arrêté de travailler de toute ma vie si ce n'est quand j'ai élevé les enfants, et je vais être encore obligé de le faire. Ce n'est vraiment pas juste. Il me semble que j'aurais bien le droit de me reposer moi aussi. Je crois l'avoir mérité.»*

En la questionnant, elle m'avoua que toute sa vie elle avait été sensible à l'injustice, qu'elle l'avait toujours combattue, particulièrement à son travail, même si elle n'était pas toujours elle-même impliquée dans la situation et qu'elle en avait souffert plus souvent qu'autrement. En lui faisant passer Éloïse, un questionnaire sur ordinateur pour identifier les raisons de ce comportement, je découvris qu'elle avait été particulièrement marquée par le remariage de son père.

«J'avais 12 ans quand mon père s'est remarié et je ne l'ai jamais accepté. J'ai toujours eu l'impression qu'on me l'avait volé. Je n'arrêtais pas de répéter que ce n'était pas juste, qu'on me volait mon père.»

En fait, c'est depuis cet âge qu'elle est devenue si sensible à l'injustice. Pour l'aider à se déprogrammer, elle devra aujourd'hui réinterpréter le remariage de son père non pas comme un vol et une injustice mais comme le comportement normal d'un veuf de 35 ans. Si, à 12 ans, cela pouvait être difficile à accepter et à comprendre, aujourd'hui elle sait que c'était normal.

«C'est fantastique de voir qu'on peut faire et penser quelque chose pendant 36 ans de sa vie sans jamais comprendre pourquoi on le faisait ainsi. Je sais bien aujourd'hui que mon père a eu raison et je ne lui en veux plus du tout.»

La deuxième étape consistera maintenant à perdre l'habitude de réagir automatiquement dès qu'elle perçoit une injustice. Elle devra écrire et se répéter suite à chaque expérience négative: «Il serait préférable qu'il n'y ait pas d'injustice sur terre mais il y en aura toujours et ce que je ne peux pas changer, je dois l'accepter.»

Aux dernières nouvelles que j'ai eues de Jeannette, elle fait de grands progrès dans le contrôle de ses émotions; elle se parle régulièrement et en est très fière. De plus, elle m'a confié:

«Vous vous souvenez, je n'avais même pas voulu envisager que la perte d'emploi de mon mari aurait pu avoir un côté positif, eh bien j'avais grandement tort. Mon mari est heureux comme il ne l'a jamais été. Il a trouvé un emploi à temps partiel comme gardien dans les parcs et il adore les enfants.»

Résumé

L'une des sources d'émotions négatives les plus fréquentes est la dramatisation. Le dictionnaire la définit comme étant le fait d'accorder une importance exagérée aux choses ou aux événements.

Selon certaines études psychologiques, 92% des inquiétudes que les gens ressentent sont inutiles. 40% n'arriveront jamais, 30% sont déjà arrivées et 22% ne peuvent être prévenues. Dans 92% des cas, nous nous en faisons donc inutilement et, en plus, nous trouvons le moyen de donner à nos inquiétudes une importance plus grande qu'elles en ont vraiment. Nous nous faisons des montagnes avec des riens.

J'ai retenu une des phrases du docteur Denis Waitley, célèbre psychologue de réputation internationale: "L'un des meilleurs moyens de s'adapter aux difficultés de l'existence consiste simplement à les tenir pour normales. À partir du moment où nous les considérons comme l'occasion de susciter des ajustements salutaires, adversité et revers finissent par nous conférer une immunité contre les effets négatifs du stress.»

Suzanne, par sa peur d'être volée, était devenue son pire voleur. Les décès de sa fille et de son mari à peu de temps d'intervalle avaient déclenché un choc émotif qu'elle continuait à véhiculer et à vivre depuis plusieurs années. Mais l'être humain a cette merveilleuse possibilité de se déprogrammer et de se débarrasser des pensées irréalistes et fausses qui empoisonnent son existence.

Elle a pratiqué régulièrement la technique du STOP et s'est répété: IL AURAIT ÉTÉ PRÉFÉRABLE QUE je ne me fasse pas voler MAIS j'ai été assez volée comme ça, je ne suis pas pour me voler moi-même.

Laurette, 59 ans, par sa peur d'avoir le cancer, en était victime d'un encore plus malicieux. Nous devenons ce que nous pensons. La peur obsessive de la maladie n'a jamais engendré la santé. Du négatif a toujours engendré du négatif. Sa peur exagérée du cancer, son diabète et son obésité sont en train de la ronger et elle ne fait rien pour s'en sortir. Il lui faut mettre un STOP à la peur et se programmer avec des images de santé et d'activités intéressantes jusqu'à la fin de ses jours.

J'ai constaté dans mes 14 ans de pratique médicale que ce n'est pas la maladie elle-même qui bouleverse le plus les patients mais bien la peur de la contracter. Hier, je rencontrais un de mes meilleurs amis, qui est médecin et est âgé de 40 ans. Il y a 6 semaines, il était victime d'une crise cardiaque, un infarctus du myocarde. Je lui ai demandé comment il s'était senti sur le plan nerveux lorsqu'il avait posé lui-même le diagnostic, alors qu'il était en train de jouer au tennis. Sa réponse a été qu'il ne s'était pas senti nerveux du tout, qu'il n'avait pas ressenti de stress émotif et que sa seule pensée était de pouvoir se rendre à l'hôpital le plus tôt possible. Une fois rendu à l'urgence, il s'est subitement senti mal, au bord de l'évanouissement, et il a entendu une infirmière dire qu'elle n'arrivait presque plus à prendre sa pression.

Il ajouta: *«J'ai pensé alors que j'allais mourir mais c'est curieux comme je me sentais bien, sans stress.»* Évidemment, la fin de cette histoire a été heureuse.

Pierrette n'a pas accepté les critiques de son beau-frère sur son corsage. Elle a donné un sens à ses propos qu'ils n'avaient probablement pas. Elle a interprété le pire, mais pourquoi n'aurait-elle pas fait le contraire? Si elle avait pris ces remarques comme un compliment d'une personne peu délicate, sa soirée n'aurait pas été gâchée. C'est elle seule qui a accepté que ces propos la blessent.

Malheureusement on ne peut pas changer ce que les autres disent. On ne peut pas les empêcher de dire des méchancetés, ni des mensonges. Mais on peut changer son attitude face à leurs propos. On peut se dire qu'il SERAIT PRÉFÉRABLE QUE les gens soient autrement MAIS qu'ils ont le droit d'être comme ils sont même si ce n'est pas bien.

Jeannette a toujours dénoncé l'injustice. Elle en devenait totalement bouleversée. Elle se privait d'être heureuse pour combattre une injustice qu'elle ne pouvait pas changer. Elle ne voulait pas voir les côtés positifs qu'on peut puiser dans les difficultés de la vie, elle préférait crier à l'injustice. Tout le monde sait qu'il n'y a pas de justice dans ce bas monde, il y a des malades, des pauvres, des gens qui souffrent de la faim, des criminels, et la liste pourrait s'allonger indéfiniment. La seule justice que je connaisse, c'est celle qui consiste à se prendre en main et à travailler à être le plus heureux possible. Chaque personne heureuse déteint sur les autres et communique automatiquement son bonheur à son entourage. On ne peut donner que ce qu'on a.

La formule magique que Jeannette a utilisée se lit comme suit: il SERAIT PRÉFÉRABLE QU'il n'y ait pas d'injustice sur terre MAIS il y en aura toujours et je dois accepter ce que je ne peux pas changer.

CHAPITRE 10

IL Y A DES CHOSES QUI SE FONT ET D'AUTRES PAS

Chaque chose à sa place

Un jour, lors d'un voyage en avion, je rencontrai André, un homme d'environ 60 ans. Comme nous étions assis l'un à côté de l'autre et qu'il fumait énormément, je ne pus m'empêcher de lui dire, après l'avoir entendu tousser, qu'il devrait complètement cesser car ses poumons et ses bronches ne pouvaient plus le supporter.

«Vous êtes médecin?» me demanda-t-il et, suite à mon approbation, il ajouta: *«Vous avez raison mais j'en suis incapable. Avez-vous une formule magique pour que j'arrête?»*

«Pourquoi fumez-vous tant que ça?»

«C'est parce que je suis un grand stressé. Je suis dans le monde des affaires, ce n'est pas facile de plaire à tous les clients et on ne fait pas ce que l'on veut aujourd'hui avec les employés. Il ne faut pas oublier aussi les gouvernements qui se creusent les méninges pour vider nos poches. J'ai déjà essayé d'arrêter de fumer mais après deux jours, j'étais en train de devenir fou, j'ai repris.»

Nous avons conversé finalement pendant plusieurs heures. Il avait très bien réussi en affaires parce qu'il avait appris très tôt dans sa vie, grâce à son père, que chaque chose devait être à sa place. Son père était un homme autoritaire, très autoritaire même. Lorsqu'il disait qu'on soupait à 6 heures 05 minutes, ce n'était pas à 6h04, ni à 6h06. Il fallait obéir aux règles.

Comme à 12 ans, André était espiègle et n'écoutait pas toujours, pour le punir, son père le plaça pensionnaire sous prétexte qu'il n'agissait pas comme un garçon de 12 ans devait le faire. Ce fut son premier choc émotif.

Les six premiers mois, il se rebella, défiant constamment l'autorité du collège. Il essaya alors une nouvelle tactique. Il se dit: «Je vais essayer de tirer profit de la situation dans laquelle je suis puisque je ne peux pas la changer.» Son comportement à l'école s'améliora et il devint subitement un élève modèle. Les récompenses arrivèrent rapidement. Il pouvait aller sur la patinoire au moment où les autres étudiaient et au lieu de rester en classe, il pouvait se promener dans l'école en faisant des commissions pour ses maîtres.

«J'ai compris que c'était plus profitable de suivre les règles», conclut-il.

À partir de ce moment, il travailla très fort pour que chaque chose soit selon les règles et bien à sa place. Il n'était jamais en retard mais toujours à l'avance en cas d'imprévu. S'il se faisait prendre dans une circulation congestionnée, il s'en voulait de pas avoir prévu un accident possible ou de ne pas avoir changé de route pour l'éviter. Il faisait plus que son possible pour plaire à tout le monde mais à lui-même, ce n'était pas important. Dans les affaires, s'il faisait perdre par malchance même un tout petit peu d'argent à quelqu'un, il en était profondément bouleversé mais si lui en perdait 3 ou 4 fois plus, il en était tout juste déçu. André avait des règles, des principes et chaque chose devait être à sa place.

Un bon jour, il fut victime d'un deuxième choc émotif. Alors qu'il croyait toute sa famille heureuse, sa femme lui annonça par l'entremise de son avocat qu'elle le quittait et demandait le divorce. Elle l'accusait, pour justifier son comportement, de paternalisme.

«Je n'ai jamais compris ce qu'elle avait voulu dire et j'ai pourtant cherché des nuits, des mois et des années», me raconte-t-il.

Si l'on regarde dans le dictionnaire la définition du mot paternalisme, on peut lire: «Tendance à imposer un contrôle dans un but de domination.»

Ce qu'André n'avait pas compris, c'est qu'il imposait aux autres, sans s'en rendre compte, ses propres règles, croyant sincèrement que c'était la seule façon de réussir et d'être heureux comme il l'avait appris.

Ce que son épouse n'avait pas compris, c'est qu'il ne faisait pas cela dans le but de la dominer mais bien de la rendre heureuse.

Quelques années plus tard, il fut victime d'un troisième choc émotif: un ulcère perforé à l'estomac.

«J'ai passé à deux doigts de la mort. J'ai même été administré.»

Je l'interromps et lui demande:

«J'imagine que la peur de mourir que vous avez dû ressentir à ce moment-là est peut-être grandement responsable du stress que vous ressentez encore aujourd'hui?»

«Je n'ai pas eu peur de mourir. Quand je me suis senti partir, j'ai vu une lumière blanche au bout d'un long tunnel noir. Je me sentais très bien. La mort ne me fait plus peur aujourd'hui. Je sais qu'on se sent bien.»

«Comment expliquez-vous que vous soyez tellement stressé dans la vie de tous les jours?»

«Ça je ne le sais pas, me répliqua-t-il. *C'est vous qui devriez me l'expliquer.»*

Ce n'était pas la peur de la mort qui causait son stress mais bien la peur de la vie non parfaite. Il avait peur que les choses ne soient pas à leur place dans la vie et il s'épuisait à essayer d'atteindre quelque chose d'impossible. Cette pensée que son père avait mise un jour dans sa tête était plus forte que la mort.

«C'est dommage que je ne vous aie pas rencontré 20 ans auparavant. J'aurais peut-être pu à ce moment-là changer cette pensée qui cause mon stress», me dit-il.

«Il n'y a pas de solution magique mais vous n'avez rien à perdre à commencer dès maintenant à vous parler positivement. Répétez-vous le plus souvent possible: il serait préférable que

chaque chose soit toujours à sa place mais c'est impossible et c'est peut-être tant mieux.»

Tout l'un ou tout l'autre

Danielle, célibataire, s'avance vers mon bureau la tête basse, la mine déconfite. D'une voix faible, elle dit: *«Je ne sais pas ce qui arrive avec moi. J'ai mangé comme une cochonne toute la semaine: de la tarte au sucre, du gâteau, du sirop d'érable...»*

«Il doit bien y avoir une raison pour expliquer votre boulimie?» lui demandai-je.

«Il n'y a pas plus de raisons que d'habitude. Non, il ne s'est rien passé de spécial cette semaine.»

«Quand nous avons fait l'évaluation de Victor (test psychologique sur ordinateur) *la semaine dernière, j'ai vu que vous étiez très émotive et que cela pouvait entraîner vos boulimies. Il y a sûrement une émotion, une déception ou une frustration qui en est responsable. Il faut absolument que vous la trouviez si vous voulez améliorer votre comportement un jour. Sinon, ce sera toujours à recommencer. Écrivez cette semaine un journal personnel de vos émotions et essayez de voir ce qui s'est passé la semaine dernière.*

La semaine suivante, elle me présenta les résultats de la tenue de son journal personnel.

«Je ne sais pas si cela pourrait être la cause de ma boulimie de la semaine dernière mais j'ai pu me souvenir que j'avais été déçue par un ami dont j'attendais le coup de téléphone pour me proposer une sortie durant le week-end. Je lui en ai voulu d'autant plus que je me suis ennuyée toute la fin de semaine. En faisant mon journal, je me suis rendu compte que j'étais tout l'un ou tout l'autre. Je suis très sévère avec moi-même et très disciplinée puis, subitement, c'est le relâchement complet. Je ne mange pas du tout ou j'ai des crises de boulimie effrayantes. Je sors avec plusieurs hommes en même temps ou je me retrouve complètement seule. J'économise des bouts de chandelle ou je dépense sans regarder. Je suis drôlement faite, je n'ai pas de milieu.»

«Quelle sorte d'éducation avez-vous reçue de vos parents?»

«Justement il y a 1 mois, mon père a été malade. Croyez-le

ou pas, j'en étais contente. Il m'a fait assez souffrir dans ma vie pour que ce soit son tour maintenant. Il a été très dur avec nous. S'il fallait se coucher à 7 heures, c'était à 7 heures. Malgré nos supplications, jamais il ne changeait d'idée. J'avais très peur de mon père. Il avait été dans l'armée lors de la dernière guerre et c'est un vrai régime militaire qu'il nous faisait subir. Par exemple, à l'école, ma soeur et moi devions toujours être premières sinon il nous battait.»

L'éducation trop sévère de Danielle l'avait amenée à réagir contre son père. D'un côté, elle avait été programmée à toujours écouter les ordres, suivre les règlements et toujours être au maximum, mais d'un autre côté, pour préserver sa personnalité, elle a eu besoin de se prouver qu'elle existait et l'a démontré en faisant le contraire. C'est à cause de cela que son comportement est aussi changeant et se promène d'un extrême à l'autre.

Pour se débarrasser de ses crises de boulimie, il faut qu'elle se débarrasse de ses émotions. Pour contrôler ses émotions, elle devra changer la pensée qu'elle entretient sur chaque événement. Par exemple, elle devra se dire qu'il aurait été préférable que son ami lui téléphone mais qu'il avait le droit de ne pas le faire.

Enfin, elle devra apprendre que l'équilibre se situe entre deux extrêmes. Sinon elle tombe dans le même piège que son père. Elle devra se répéter: «J'accepte que les choses, que les personnes, que les situations ne soient pas toutes blanches ou toutes noires, toutes bonnes ou toutes mauvaises, toutes parfaites ou toutes affreuses.»

Pour entreprendre son apprentissage et connaître ses premiers succès, je lui ai suggéré de suivre une diète équilibrée à 1200 calories et non pas une diète trop stricte, puis je lui ai recommandé de n'avoir qu'un ami à la fois et enfin d'équilibrer son budget.

Forte de ses succès, elle pourra graduellement se rendre compte qu'elle peut avoir un comportement équilibré, ce qui augmentera sa confiance de pouvoir y arriver un jour. Le succès entraîne le succès.

S'ils pensaient tous comme moi

Je suis médicalement Gertrude pour son problème d'excès de poids, depuis quelques semaines. Elle a 38 ans et est mère d'une fille de 17 ans. Elle est en rage contre sa fille:

«C'est épouvantable, les jeunes d'aujourd'hui n'ont pas de goût pour s'habiller. Elle porte toujours des jeans et des blouses plus bizarres les unes que les autres. Vous devriez voir le mélange de couleurs... C'est frustrant, on essaie de leur inculquer le bon goût et les bonnes manières mais il semble qu'il n'y a rien à faire.»

Elle a été vraiment frustrée toute la semaine et a bousillé son régime. Elle continue:

«Quand j'en parle à mon mari et que je lui explique le gros bon sens, il me dit de la laisser faire car c'est son choix, à mademoiselle. On croirait qu'il est d'accord avec elle.»

«Je comprends mal, lui dis-je, *que vous soyez autant bouleversée par un problème qui ne me semble pas si grave, la couleur des vêtements de votre fille.»*

«Elle ne m'écoute jamais et je pense que c'est un manque de respect envers sa mère. Dans notre temps, jamais nous n'aurions osé défier nos parents, même pas à 21 ans, lors de notre majorité. Il y a des règles et des principes qu'il faut respecter sinon c'est l'anarchie et la catastrophe.»

Gertrude a ses idées et elle les défend. Elle croit en des rôles différents pour l'homme et la femme dans notre société. *«C'est normal,* dit-elle, *et il en a toujours été ainsi. La femme doit s'occuper de la maison, faire le ménage, le lavage et le repassage, préparer les repas et veiller à l'éducation et aux études des enfants. L'homme doit travailler à l'extérieur, apporter l'argent nécessaire, sortir les vidanges et faire les gros travaux de préparation ou de peinture.»*

Elle s'interrompt subitement puis me demande:

«Trouvez-vous que j'ai raison, docteur? Si tout le monde pensait comme moi, il y aurait beaucoup moins de problèmes.»

«Vous avez peut-être raison, je ne le sais pas. Ce qui est vrai aujourd'hui ne l'est pas toujours le lendemain. Ce qui est vrai pour l'un ne l'est pas nécessairement pour l'autre. Ce qui est important, je pense, ce n'est pas que vous ayez raison ou pas, c'est de savoir si ce que vous pensez vous rend heureuse. Et il me semble que, cette semaine, vous ne l'ayez pas trop été.»

«Que voulez-vous dire, docteur?»

«Sûrement que vous croyez fermement en vos principes et ils sont sûrement vrais pour vous, mais même si vous aviez raison, il faut que vous admettiez que votre fille, votre mari ou n'importe quelle autre personne a le droit de penser différemment. Vous remarquerez que votre fille a peut-être été plus heureuse que vous durant cette dernière semaine.»

«Ouais...»

«Si vous voulez contrôler vos émotions, jamais vous ne devriez dire que les gens ne devraient pas faire ceci ou cela mais vous devriez plutôt dire: pourquoi me tracasserais-je à cause de ce qu'ils font, c'est leur choix, qu'ils s'arrangent.»

«Pâques est la semaine prochaine, m'interrompt-elle, *et je vous avais prévenu dès le début que je tricherais à cette occasion. Pâques sans chocolat, ça ne se peut pas... Vous comprenez ça, docteur?»*

Gertrude était convaincue aussi que Pâques sans chocolat, ce n'était pas Pâques; que Noël sans bûche, ce n'était pas Noël; que la Saint-Valentin sans coeur en chocolat, ce n'était pas la Saint-Valentin et qu'un anniversaire sans gâteau, ce n'était pas un anniversaire.

«Je comprends bien, chère madame, que vous ayez certaines habitudes, que les marchands entretiennent d'ailleurs, mais heureusement que votre fille ne pense pas toujours comme vous sinon elle aurait le même problème d'obésité!»

On ne peut se fier à personne

Philippe, 42 ans, est propriétaire de trois magasins de vêtements pour dames. Il a 38 employés à sa charge.

Il est obèse, fait de la haute pression artérielle, est très stressé et a l'apparence d'un homme de 55 ans. Sa femme l'a amené à me consulter pour mettre de l'ordre dans sa condition physique.

Je lui recommande, après avoir fait un bilan complet, un régime spécial aux protéines pour le faire maigrir rapidement et contrôler sa pression sanguine. Je lui prescris un programme de relaxation sur cassettes sonores, Maigrir par suggestion, à raison de 5 minutes par jour et un programme d'exercices physiques, 20 minutes trois fois par semaine. L'important pour lui n'est pas de faire tout cela du jour au lendemain mais de s'initier graduellement en vue de reprendre le contrôle de sa condition physique et de sa santé.

Il me répond:

«Vous avez raison, je devrais m'occuper davantage de ma santé mais avec 38 employés et le stress épouvantable que cela provoque je ne suis pas certain de pouvoir seulement suivre mon régime.»

«C'est justement parce que vous en avez besoin qu'il faut vous relaxer, faire de l'exercice et bien manger. Vous n'avez pas le choix si vous voulez être capable de profiter de l'argent que vous gagnez. Sinon vous allez être riche mais cela ne servira qu'à payer pour vos maladies.»

«Le problème, c'est qu'il faut tout faire soi-même. Quand je délègue certaines responsabilités à un employé, je suis toujours déçu. Je m'attends toujours à ce que cela soit parfait et ce ne l'est jamais. Faire travailler des gens aujourd'hui, ce n'est pas une sinécure.»

«Je comprends qu'un employé n'ait peut-être pas votre efficacité et votre enthousiasme, c'est normal, mais dans l'ensemble est-ce qu'il n'y a pas moyen de déléguer certaines responsabilités avec des résultats quand même assez satisfaisants?»

Sa femme prit la parole:

«Il a toujours été comme ça. Il a toujours été déçu du travail des autres. Il n'y a que lui qui soit toujours parfait. Il est comme ça non seulement au travail mais partout. Nous avons fait réparer la voiture la semaine dernière et il a chicané après le mécanicien qui avait oublié un petit détail. Quand nous avons acheté notre maison l'an dernier, le contracteur a failli devenir fou avec toutes les récriminations de mon mari et, à la fin, devant l'impossibilité de le satisfaire, il lui a proposé d'annuler la vente. Mon mari a refusé et a finalement accepté la maison comme elle était. Je ne vous conseille pas d'aller magasiner avec lui; si vous pensez que les femmes sont difficiles pour se faire servir, vous n'avez rien vu. Il a toujours quelque chose à redire, il n'est jamais content du premier coup. Si le produit est correct, c'est la façon dont on lui a adressé la parole qui ne l'est pas et si le service est bon, c'est le produit qui a quelque chose.»

En fait, Philippe exige beaucoup des autres et se stresse lui-même s'il n'obtient pas la perfection de leur part. En critiquant continuellement et en n'acceptant pas les défauts des autres, il ne punit que lui-même: il se crée un stress important qui fait monter sa pression sanguine et le fait trop manger. Résultat, il vieillit prématurément. Il est déjà au moins une dizaine d'années plus vieux que son âge.

Je lui demande:

«Croyez-vous que vos employés puissent être parfaits?»

«Dans le fond, je sais que c'est impossible. C'est fou comment nous sommes faits. J'agis vraiment comme s'ils devaient l'être et je suis en train de me détruire...»

«Le fait de savoir quelque chose ne fait pas que votre habitude change immédiatement. Pour changer cette habitude de penser et de réagir automatiquement dès que vous êtes déçu, vous allez vous répéter tous les jours, plusieurs fois par jour: les gens n'ont pas à être différents de ce qu'ils sont. Ils n'ont pas à être ni meilleurs ni moins bons. C'est à moi à m'adapter en conséquence.»

«Et ça va marcher?» m'interroge-t-il surpris.

«Absolument. Mais ce n'est pas demain matin que tout va être parfait. De toute façon la perfection n'existe pas. Vous allez vous rendre compte que demain et dans les prochains jours, ce sera plus fort que vous. Dès qu'il y aura matière à être déçu, automatiquement vous serez porté à critiquer comme avant. C'est normal. Profitez de cette occasion pour vous parler et répétez-vous que les gens n'ont pas à être différents de ce qu'ils sont. Si vous faites cela, je vous promets que d'ici 21 jours, vous verrez une grande amélioration dans votre comportement.»

«21 jours, me parler tous les jours et à chaque occasion...» réfléchit-il tout haut.

«Et n'oubliez jamais, mon cher Philippe, que si vous ne prenez pas le temps de vous occuper de votre santé actuellement, de toute façon vous allez être obligé de prendre le même temps pour vous occuper de votre maladie plus tard.»

Un mois après, je revoyais mon patient. Son poids avait diminué de 7 kilos (16 livres) et sa tension artérielle était revenue dans les limites normales.

«Je me parle tous les jours, docteur. Ça marche. Je ne me suis jamais si bien senti. Je planifie mon travail et je délègue

mes responsabilités en fonction de chaque employé et de son potentiel. Je ne m'attends plus maintenant à ce qu'ils soient toujours parfaits. Quand il y a des problèmes, je me dis que c'est normal dans une grosse entreprise et je suis surpris et heureux quand il n'y en a pas. Je me sens beaucoup moins stressé et je pense que je vais ouvrir un quatrième magasin.»

«N'oubliez pas de prendre le temps de vous occuper de votre santé», lui dis-je.

«Ne soyez pas inquiet, docteur, j'ai commencé à faire de l'exercice trois fois par semaine et je fais de la relaxation environ 3 fois par semaine aussi. Depuis que j'ai commencé cela j'ai plus de temps productif au travail, il n'est pas question que j'abandonne, vous pouvez être sûr.»

Résumé

Il faut se méfier des absolus, des obligations, des règles et des impératifs. Peu importe qu'ils soient imposés par quelqu'un de l'extérieur, par la société, par les parents, par le conjoint ou tout simplement par soi-même — et ce sont les plus difficiles à reconnaître, — nous devons être capable de nous en libérer pour notre plus grand bien.

André, un homme d'affaires florissant de 60 ans, s'est vu imposer par son père que chaque chose devait être à sa place. Il a passé le reste de sa vie à s'épuiser et à entretenir un stress inutile afin de satisfaire à cette exigence qu'il avait faite sienne. Sans qu'il s'en rendre compte, cela a été responsable de son divorce et de son ulcère perforé à l'estomac. Cette pensée que chaque chose devait être à sa place et qu'il ne fallait jamais sortir des règles émises créait un stress chez lui plus grand que celui de mourir.

Danielle avait été élevée tellement sévèrement par son père qu'elle était partagée entre ses commandements militaires et le besoin de se prouver qu'elle avait une personnalité capable d'avoir ses propres pensées. Cette ambiguïté la conduisait à des comportements changeants et extrêmes. Elle jeûnait ou dévorait littéralement tout ce qu'elle pouvait trouver, elle n'avait pas d'ami ou s'offrait plusieurs amants en même temps, elle économisait rigoureusement ou dépensait follement. Pour se libérer de ces comportements extrêmes, elle devra pratiquer des comportements équilibrés, apprendre à contrôler ses émotions en acceptant ce qu'on ne peut pas changer et en se programmant à rechercher l'équilibre en tout.

Gertrude, 38 ans, mère d'une fille de 17 ans, devra apprendre à nuancer certaines de ses pensées. Elle a droit à ses idées mais elle doit respecter celles des autres aussi. Il n'est pas important de savoir qui a raison ou qui a tort. Chacun a raison pour lui-même. Elle doit surtout se débarrasser de ses jugements absolus sur elle-même et sur les autres. S'il fallait que tout le monde pense comme elle ou même comme nous, je ne suis pas certain que ce serait une amélioration.

Philippe, à 42 ans, a l'air d'un homme de 55 ans. Il est obèse, hypertendu et stressé parce qu'il exige trop des autres. Il est son pire ennemi. En un mois, il a amélioré sa santé et sa qualité de vie d'une façon extraordinaire. Il s'est parlé, a suivi son régime, a commencé à faire de l'exercice et de la relaxation. Il a trouvé du temps pour s'occuper de sa santé et encore plus de temps pour ouvrir un quatrième magasin!

CHAPITRE 11

JE ME SENS COUPABLE

J'ai triché dans la garde-robe

«Je ne me comprends pas, m'explique France. *Le week-end dernier, je suis allée à une partie de sucre et je n'ai fait aucune entorse à mon régime. Mes amies et ma famille n'ont pas cessé de me torturer: «Tu as assez maigri, tu ne sais pas ce que tu manques, c'est si bon, tu n'es pas pour nous faire ça, on n'a qu'une vie à vivre.» Ils ont tout essayé mais en vain. J'ai été capable de tout refuser et je n'avais jamais été aussi contente de moi.»*

Je l'interromps:

«Vous savez que cela dérange souvent beaucoup les autres que quelqu'un mange mieux et perde son excès de poids. Il y a souvent beaucoup d'envie, de jalousie et même de culpabilité de la part des autres. Ces personnes se disent: «Qu'est-ce qu'elle a de plus que moi pour réussir à maigrir?» Et intérieurement elles ajoutent: «Si je ne peux pas prouver que cette perte de poids est seulement temporaire, c'est que je suis moi-même inadéquate.» Alors elles font tout en leur possible pour faire engraisser l'autre et se prouver qu'elles ne sont pas inférieures. Il est très important de comprendre le comportement de l'entourage face à votre problème sinon ils finiront par vous avoir.»

«Cette fois-ci, ils ne m'ont pas eue, m'interrompt-elle. *Je me suis eue moi-même. Une fois rentrée à la maison, j'ai attendu que mon mari aille se coucher et, sans faire de bruit, j'ai ouvert la porte du réfrigérateur, j'ai pris la moitié d'un gâteau qui restait et je suis allée me cacher dans une garde-robe pour le manger...»*

Elle hésite et cherche ma réaction. Elle semble me demander: «Suis-je folle, docteur?» Elle continue:

«Devant les autres, je suis très forte mais quand je suis seule, je ne peux pas m'empêcher de manger.»

Pour la rassurer sur son état mental, je lui dis que c'est un problème fréquent, que plusieurs personnes se cachent ainsi pour tricher et que plusieurs dissimulent même de la nourriture dans des endroits les plus hétéroclites comme sous le matelas, dans des tiroirs de commode, dans leurs poches ou dans la remise du jardin. Ce qui pousse une personne à avoir un tel comportement, ce n'est pas la folie mais la culpabilité de faire quelque chose dont elle ne s'accorde pas le droit mais qui est plus fort qu'elle.

Elle ajouta:

«C'est vrai que plus je mangeais, cachée dans la garde-robe, plus je me haïssais. J'ai même rêvé cette nuit-là que j'étais énorme et qu'on devait enlever les cadres de la porte pour que je puisse passer. Je crois qu'il n'y a rien à faire avec moi. Malgré tous vos bons soins, j'ai l'impression que je ne m'améliore pas.»

«France, ne soyez pas aussi pessimiste. Vous avez ici une excellente opportunité d'apprendre à mieux vous connaître et de pouvoir continuer à progresser. Le contrôle de vos émotions et de votre comportement ne se fait le plus souvent que par la compréhension et la correction de l'expérience négative. Profitez-en pour vous améliorer. Si vous appreniez quelque chose sur vous, cette semaine pourrait devenir la plus importante de toute votre cure d'amaigrissement. Ce n'est pas le nombre de kilos perdus dans une semaine qui est le critère important mais bien l'amélioration de votre comportement. Un kilo de plus ou de moins, ou une semaine de plus ou de moins à la fin de l'année, ce n'est pas important. Mais une fois qu'on a appris à contrôler un comportement ou une habitude, cela peut être pour la vie.»

Je lui ai expliqué ensuite son comportement qu'elle trouvait si bizarre. Très fière, avec raison d'ailleurs, de son attitude lors de la partie de sucre, elle a senti le besoin tout à fait normal de se récompenser. Ce qui est moins bon, c'est qu'elle a l'habitude depuis sa tendre enfance de se récompenser en mangeant.

Cette habitude est malheureusement généralisée dans notre société et entretenue par l'industrie alimentaire et la publicité. C'est un puissant lavage de cerveau. Selon des études récentes, une personne écoute en moyenne 26 heures de télévision par semaine dont 3 heures et demie consacrées à des messages suggérant de manger ou de boire parce qu'on le mérite bien. Quant à moi, je ne crois pas qu'une seule personne mérite d'être grosse, alcoolique, diabétique, cancéreuse ou cardiaque. La nourriture que nous prenons en excès cause directement tous ces maux.

France m'interrompt:

«Mais moi, je ne regarde à peu près jamais la télévision et je ne mange jamais leurs cochonneries.»

«Si la publicité ne vous influence pas directement, elle a de fortes chances de le faire indirectement de deux façons. Même si vous n'achetez ou ne consommez pas les produits annoncés, vous achetez l'idée que, pour être heureux, il faut consommer. Et selon les messages transmis, plus vous mangez plus vous êtes heureux. J'ai vu des milliers de personnes dans ma vie qui ont essayé cette formule et les résultats que j'ai constatés se résument comme ceci: plus vous mangez, plus vous engraissez et plus vous êtes malheureux.

La deuxième façon dont la publicité peut vous influencer à votre insu vient du fait qu'elle influence l'ensemble des gens autour de vous qui deviennent à leur tour des marchands de bonheur par le ventre: quelle réception! Nous avons mangé à ne plus être capables de sortir de table!»

Elle me dit:

«C'est vrai que j'étais très fière de moi et une fois seule à la maison, j'ai senti comme une pression qui me poussait à manger et à laquelle je ne pouvais résister. C'est vrai aussi que depuis mon enfance j'ai été habituée à avoir des récompenses sous forme de nourriture. Mes parents avaient souffert d'en manquer pendant la Crise de 1939 et quand la situation s'est rétablie

après la guerre, ils n'arrêtèrent pas de nous combler au-delà de nos besoins. Ils nous donnaient à manger comme si c'était notre dernier repas pour un mois.»

«La récompense est un phénomène normal, mais le fait de se récompenser en mangeant n'est en fait qu'une habitude acquise.»

«Mais pourquoi ai-je triché toute la semaine? me demanda-t-elle. *Une fois récompensée par mon demi-gâteau le soir même, je n'aurais pas dû avoir besoin de le faire par la suite!»*

Elle avait raison, ce n'était plus le besoin de se récompenser qui l'avait poussée à tricher le reste de la semaine mais celui de se punir.

Se sentant coupable d'avoir triché, elle se détestait et se punissait en mangeant. Elle me dit:

«Je m'en suis voulu toute la semaine. Je me suis traitée de tous les noms. Je serais gênée de vous les répéter. Disons que je résumerais cela ainsi: tu veux manger, ma grosse, eh bien mange, tu ne mérites rien de mieux.»

La culpabilité est une émotion négative qu'une personne s'invente et qui ne peut qu'entraîner un comportement négatif et une punition pour le geste posé. C'est la personne elle-même qui pose ses critères et qui se juge en conformité ou non avec ceux-ci. C'est pourquoi d'ailleurs deux personnes différentes réagiront différemment devant la même situation. La première pourra trouver qu'elle a fait son possible et qu'elle apprend de son erreur alors que l'autre se jugera très sévèrement.

Moi-même, je ne trouve pas France coupable de son comportement. Elle est plutôt victime de ses habitudes. Elle doit donc profiter de cette expérience pour mieux s'étudier et se demander comment la prochaine fois, dans une situation semblable, elle pourra se récompenser différemment.

Ce que je remarque aussi souvent, c'est que les gens sont plus sévères avec eux-mêmes qu'avec les autres. Ils sont très compréhensifs envers des comportements semblables chez autrui et se jugent trop sévèrement.

France objecte:

«Si je triche et que je ne m'en sens pas coupable, je n'arriverai jamais à réussir mon régime.»

«Qu'est-ce qui se passe lorsqu'un juge trouve quelqu'un coupable d'un crime?»

«Il lui donne une punition, une sentence», me répond-elle.

«C'est la même chose qui se passe dans votre tête. Si vous êtes coupable, vous vous imposerez automatiquement sans aucun contrôle conscient, une punition. Plus vous vous sentirez coupable, plus votre punition sera sévère et vous éloignera de la récompense que vous recherchez: être mince.»

«Vous avez probablement raison, me dit-elle. *Jusqu'à ce jour, je me suis toujours sentie coupable après chaque tricherie et je suis toujours au même point. Est-ce qu'on peut se punir pendant plusieurs mois pour un seul incident?»*

«Absolument. Selon la gravité qu'on donne à son geste, cela peut durer des mois et même des années.»

«Il y a plusieurs mois, dans un «party», un homme m'a fait une remarque sur mon poids alors que j'étais en train de manger. Je ne l'ai pas pris et je lui ai donné un coup de couteau. Il a dû recevoir 5 points de suture. J'ai mangé comme une défoncée pendant trois mois sans savoir ce qui m'arrivait. Je pensais que j'étais en train de devenir folle. Mais comment perdre mon sentiment de culpabilité?»

Perdre un sentiment de culpabilité, ça ne se fait pas en théorie. Nous pouvons savoir que nous n'avons pas à nous sentir coupable, mais la réalité peut être tout autre. La seule façon d'y arriver c'est d'appliquer des techniques de déprogrammation à partir de situations réelles. C'est donc dire qu'il faut vivre une situation qui va provoquer automatiquement un sentiment de culpabilité puis déterminer pourquoi nous nous jugeons coupable et ensuite nous programmer positivement pour que la prochaine fois nous nous sentions, face à un même type de situation, un peu moins coupable et ainsi de suite.

Par exemple, France profite de sa tricherie pour comprendre qu'elle se récompensait et qu'elle se punissait automatiquement en mangeant. Pour perdre son habitude d'associer nourriture et récompense, en plus de ne pas manger, elle devra chercher une autre façon de se récompenser, par exemple en s'offrant un vêtement, un parfum, un bon livre ou une sortie au cinéma.

Ensuite elle se programmera en se répétant: «J'ai le droit de tricher et je profite de mes erreurs pour m'améliorer.»

Une mère coupable

Il y a quelque temps, je recevais une lettre d'une femme de 54 ans qui signait Lilianne.

«J'ai lu votre livre «Maigrir par la motivation» et l'histoire d'Huguette au chapitre 16 m'a fait réfléchir. J'ai un sérieux problème de poids pour lequel je me mets régulièrement au régime. Dès que ça va bien, il y a toujours quelque chose qui me tombe dessus et qui me fait abandonner.

Après avoir lu votre livre, je me suis dit qu'à partir de maintenant, rien ni personne ne viendrait me faire abandonner.

Or, cette semaine, mon fils aîné qui est instituteur et père d'un enfant de 3 ans, m'a annoncé qu'il se séparait de sa femme parce qu'elle était enceinte de 2 mois. Il lui aurait dit: «Tu te fais avorter ou je te quitte.»

Comme elle voulait garder son mari, ils sont allés tous les deux chez le médecin pour avoir un avortement. Ce dernier a demandé à mon fils pourquoi il exigeait que sa femme se fasse avorter et il lui a répondu qu'elle avait assez de vergetures comme ça, suite à sa première grossesse. Le médecin a refusé et a suggéré fortement à mon fils de se faire traiter par un psychiatre.

Je suis bouleversée de dire cela, docteur, mais mon fils est un maudit cochon. Moi, j'ai eu 8 enfants et même si mon mari buvait, je leur ai tout donné et jamais je n'ai songé à les séparer de leur père.

Qu'est-ce que j'ai fait au bon Dieu pour que cela m'arrire? Où ai-je manqué dans l'éducation de mon fils?

J'allais bien dans mon régime mais depuis que je sais cela, je mange sans arrêt même si je n'ai pas faim. On dirait que je ne mérite pas d'être heureuse.

J'ai sûrement manqué quelque part dans l'éducation de mon fils mais est-ce qu'un jour, je pourrai être pardonné ou est-

ce qu'il faudra que je porte ma croix toute ma vie?

Je m'excuse de vous déranger avec mon histoire et vous n'êtes pas obligé d'y répondre. Juste de l'avoir écrite, cela m'a fait du bien.»

Le comportement de Lilianne est assez simple: elle se trouve coupable du comportement de son fils et se punit en engraissant.

Mais est-elle vraiment coupable?

Elle le croit réellement mais moi j'affirme qu'en réalité elle ne l'est pas du tout

Pour être coupable, il faut la pleine conscience de ce qu'on fait ou dit. Elle n'a jamais enseigné à son fils d'être irresponsable et, tout au contraire, toute sa vie, elle a donné l'exemple d'une femme responsable qui a dû s'occuper de l'éducation de ses 8 enfants presque seule. Donc, consciemment, elle a toujours véhiculé des valeurs morales adéquates.

Est-ce qu'elle a donné une éducation parfaite à ses enfants? Je ne crois pas qu'il y ait un seul parent sur terre qui puisse donner une éducation parfaite car faudrait-il qu'il le soit lui-même parfait. Lilianne, dans des conditions familiales difficiles dont elle était beaucoup plus victime que coupable, a donné le maximum d'elle-même. Personne ne peut donner ce qu'il n'a pas. Elle a tout donné ce qu'elle avait à ce moment-là. On ne peut rien lui reprocher. Bien sûr, avec l'expérience de la vie, certaines décisions ou façons de faire pourraient être changées. Peut-être qu'aujourd'hui, elle aurait moins d'enfants, peut-être choisirait-elle un autre homme comme mari mais, comme dit le dicton: on ne peut être et avoir été. Nous ne venons pas au monde avec l'expérience, elle s'acquiert seulement. C'est la seule consolation que les difficultés de la vie nous laissent.

Pour réussir, Lilianne devra apprendre à éliminer la culpabilité qu'elle entretient entre autres au sujet du comportement de son fils. Elle devra se programmer de la façon suivante: «Mon fils est majeur et a choisi ce qu'il pensait être le meilleur pour lui. Comme il ne veut pas m'écouter et que je ne peux rien y faire, qu'il s'arrange avec ses problèmes. Je dois garder toutes mes énergies pour m'occuper de moi-même.»

Un père coupable

Lors d'une des conférences que je donnais à un groupe d'hommes d'affaires, un homme politique bien connu dans la région me posa la question suivante:

«J'ai augmenté de poids considérablement depuis deux ans et pourtant je ne mange pas plus qu'avant. Comment expliquez-vous cela?»

«Il y a seulement deux façons d'engraisser: soit en augmentant ce qui rentre, soit en diminuant ce qui sort. Pour maigrir, c'est le contraire: il faut ou diminuer ce que l'on consomme ou augmenter ce que l'on dépense. Il y a trois types d'aliments qui sont susceptibles de faire engraisser: le gras, le sucre et les protéines. Il y a deux facteurs qui peuvent faire varier la dépense: le métabolisme et l'activité physique. Depuis deux ans, il y a sûrement eu un changement d'un côté ou de l'autre dans votre comportement.»

«Moi, je connais un ami, dit-il, *qui mange deux fois comme moi et qui reste maigre. Il est chanceux ou c'est moi qui suis malchanceux?»*

«Les gens qui mangent plus qu'ils ne dépensent et qui restent maigres ne sont pas nombreux. Ils sont l'exception qui confirme la règle. En fait, ce sont eux qui sont anormaux. La plupart du temps ces gens ont un métabolisme accéléré soit par une glande thyroïde qui travaille trop, une activité physique intense ou par le stress. Très souvent j'ai constaté que ces gens étaient très nerveux intérieurement et brûlaient ainsi beaucoup de calories.»

«J'ai justement un ami que j'ai toujours envié, me réplique mon interlocuteur. *Il mangeait comme deux et n'a jamais eu un soupçon de graisse en trop. Je le croyais très calme et au-dessus de tout. Il était président d'une assez grosse compagnie. Dernièrement, il a claqué. Il a fait une dépression nerveuse et n'a pas repris le travail depuis deux mois. J'aime quand même mieux ma situation aujourd'hui. Mais est-ce que le stress fait toujours maigrir?»*

«Non. Il peut faire les deux, soit engraisser, soit maigrir. Plusieurs personnes se plaignent d'engraisser rapidement de 1 à 2 kilos 2 à 4 livres) suite à un énervement. En réalité, ils n'engraissent pas vraiment mais retiennent davantage d'eau par l'action des hormones du stress. Pour le reste, cela dépend des

habitudes acquises. Certaines personnes ont l'habitude de manger lorsqu'elles sont stressées alors que d'autres, c'est l'inverse; elles ne mangent presque plus et perdent beaucoup de poids rapidement.»

Il me pose une autre question:

«Est-ce que l'alcool fait engraisser?»

«À poids égal, l'alcool a presque deux fois plus de calories que le sucre. C'est donc très engraissant. En plus, l'alcool, particulièrement pris comme apéritif, a pour effet d'ouvrir l'appétit et de diminuer notre volonté. Un conseil: éliminez les apéritifs et contentez-vous d'un peu de vin en mangeant, ce sera beaucoup moins dommageable pour vous. N'oubliez pas qu'il y a de l'alcool dans la bière, le vin et les liqueurs digestives. N'oubliez pas aussi que lorsque vous ajoutez un jus de fruit ou une liqueur douce à un alcool, vous doublez ou presque le nombre de calories.»

Le lendemain, je reçois un coup de téléphone du monsieur en question.

«J'aimerais vous rencontrer en dehors de votre bureau. C'est très confidentiel. Je comprends que cela sorte du cadre normal de votre pratique mais vous comprendrez lorsque nous nous serons rencontrés.»

Nous nous fixons rendez-vous dans un restaurant pour le même soir.

«Excusez-moi pour ma conduite étrange, me dit-il, *mais je voulais vous parler de ce qui m'avait fait engraisser depuis 2 ans. Mon fils m'a annoncé à ce moment-là qu'il était homosexuel.»*

Je l'interromps:

«Je crois que vous avez un fils qui est médecin.»

«C'est lui justement. Vous comprendrez pourquoi je voulais qu'aucun membre de votre personnel ne soit au courant. Quand j'ai appris cela, j'ai très mal réagi. Après tous les sacrifices que sa mère et moi nous étions imposés, je ne comprenais pas qu'il nous fasse cela. Je l'ai mis à la porte en lui disant que ce n'était pas de cette façon-là que je l'avais élevé. Je ne l'ai pas revu depuis deux ans. Tous les jours, je me demande encore où j'ai pu manquer pour avoir un fils homosexuel. Même si personne ne

sait dans mon entourage, chaque fois que quelqu'un fait une farce sur le sujet, j'ai des sueurs froides. C'est à partir de ce moment-là que j'ai commencé à boire davantage et à prendre du poids. Que dois-je faire?»

«La première chose à faire, c'est de vous débarrasser de la culpabilité que vous entretenez sur le comportement homosexuel de votre fils. En aucun cas, vous n'êtes responsable de son choix sexuel, pas plus que vous ne le seriez s'il était né avec des oreilles décollées ou une malformation du coeur.

De plus, vous devez être fier de son comportement professionnel, il réussit très bien comme médecin et il est très aimé de ses patients. Ce comportement reflète la qualité de l'éducation que vous lui avez donnée. Vous devez maintenant accepter son choix sexuel. Vous savez que cela n'a pas dû être facile à accepter, même pour lui. Vous pouvez vous dire qu'il aurait peut-être été préférable qu'il soit autrement mais ne vaut-il pas mieux qu'il soit heureux ainsi que malheureux autrement. C'est sûrement le choix difficile que lui-même a fait et vous devez l'accepter parce que c'est son choix et que vous n'en êtes pas responsable.»

Quelques mois plus tard je le rencontrai par hasard dans un rassemblement politique. Il était avec son fils. Notre homme était presque méconnaissable. Il avait perdu tout son excès de poids, buvait très modérément et les traits de son visage étaient détendus. Profitant que nous étions à l'écart pour quelques secondes, il me dit:

«Vous savez ce que mon fils m'a dit quand je l'ai invité à la maison la première fois? «Tu es le meilleur père au monde. Merci de m'accepter comme je suis.»»

C'est toujours de ma faute

Suzanne 45 ans, a choisi de suivre une diète de 500 calories complétée par des protéines, des vitamines et des sels minéraux. Comme ce type de diète a l'avantage de couper complètement l'appétit par une adaptation naturelle de l'organisme, je reste stupéfait lorsqu'elle me dit, la semaine suivante, qu'elle a souvent des rages de faim. Je la fais souffler dans un moniteur de diète, un appareil électronique semblable à un ivressomètre qui mesure la quantité de graisse brûlée dans le sang. Ses résultats sont bons et indiquent qu'elle n'a pas triché. Elle ne devrait donc pas avoir faim. *«Vous savez, je ne suis pas comme les autres. J'ai sûrement dû faire quelque chose qui n'était pas correct.»*

En analysant Victor, test psychologique sur ordinateur pour évaluer les habitudes et le comportement, je me rends compte qu'elle a de fortes tendances à faire de l'hypoglycémie, c'est-à-dire à avoir un taux de sucre trop bas dans le sang. Elle me dit:

«Mon mari doit avoir raison, je ne suis pas bonne à grand-chose. Je ne suis même pas capable de suivre une diète comme tout le monde. Je me lève toujours avec de bonnes intentions, je ne déjeune pas, je prends plusieurs cafés et je me rends facilement jusqu'au dîner. Là encore, je mange très peu, une salade et un petit morceau de fromage et ça me suffit. Mes problèmes commencent vers la fin de l'après-midi. Les enfants rentrent de l'école, ils crient, ils se chamaillent entre eux et bourdonnent autour de la cuisine pour manger. À travers tout ce tumulte, je dois préparer le repas. Le mal de tête me prend, je deviens subitement inpatiente et tout me tremble à l'intérieur. La rage de la faim me prend et je perds le contrôle. Je mange tout ce qui me tombe sous la main. Je n'arrête pas après, tant que je ne vais pas me coucher. Ce n'est pas d'un médecin pour maigrir dont j'ai besoin mais d'un psychiatre.»

Suzanne, comme bon nombre de mes patients, ne souffrait pas d'un problème psychiatrique mais bien d'un problème physique: l'hypoglycémie. Tous les symptômes qu'elle a décrits lorsque ses enfants reviennent de l'école, ne viennent pas de son incapacité psychologique à assumer cette situation mais bien d'un taux de sucre trop bas dans son sang. La cause de ce taux de sucre trop bas dans son sang vient tout simplement du fait qu'elle saute un repas, son déjeuner, et qu'elle ne dîne presque pas. Le seul fait de connaître comment fonctionne le corps humain et de le respecter en lui donnant à intervalles de 5 à 6 heures un repas convenable pour ses besoins, va permettre d'éliminer l'hypoglycémie et le problème psychologique qu'elle se faisait en se trouvant coupable de ne pas être adéquate avec ses enfants.

Grâce à une saine alimentation, en prenant régulièrement ses trois repas par jour, elle n'aura plus de maux de tête, de tremblements, de sueurs froides, ni de rage de faim en fin d'après-midi. Elle n'aura donc pas besoin de manger avant le souper et, satisfaite d'elle-même, elle ne passera pas sa soirée à se punir en mangeant pour ne pas avoir été à la hauteur de la situation. Trois bons repas par jour pris à intervalles réguliers peuvent remplacer bien des psychiatres. Qui plus est, il est impossible pour quiconque souffre d'hypoglycémie, de penser pouvoir maigrir et rester mince s'il ne prend pas au moins ses trois bons repas équilibrés par jour. C'est un problème qui touche plusieurs obèses et il faut le rechercher avant de traiter le côté psychologique. Suzanne a bien suivi mes conseils. Elle s'est habituée à prendre ses trois repas par jour, la faim a complètement disparu dès le premier jour et elle a maigri de 25 kilos (55 livres) en moins de 4 mois.

Puis, alors qu'il lui restait une dizaine de kilos (22 livres) à perdre, elle s'est mise à faire «le yo-yo.» Perd un kilo une semaine et le regagne la semaine suivante. Deux mois plus tard, elle était encore au même point.

Devant ce blocage, je lui fis passer Eloïse, questionnaire psychologique sur ordinateur pour identifier les blocages de motivation. En rentrant dans mon bureau après avoir passé le test, elle m'avoue ce qui la tourmentait. Eloïse l'avait comme libérée de ses secrets.

«Je me sens dépressive depuis quelque temps. Cela ne va pas très bien avec mon mari. Il me critique tout le temps. Quand je fais du bénévolat, il me dit que je fais rire de moi. Il me reproche de trop parler avec mes enfants. J'ai un garçon de 14 ans et une fille de 16 ans. Il dit que dans sa famille ses parents n'avaient pas besoin de parler tant que ça à leurs enfants. Il me reproche de me faire traiter par le médecin pour ma cure d'amaigrissement. Il dit que je suis en train de devenir folle. Il refuse de dialoguer car il trouve cela enfantin et estime que lui, il n'a pas besoin de psychologue. À force de me faire répéter que tout est de ma faute, quelquefois je me demande s'il n'a pas raison. D'autre fois, je me dis que cela ne peut plus durer et que je devrais me séparer. Même mes enfants me disent que je devrais le faire car il n'est vraiment pas endurable. Mais malgré tout ce que j'ai souffert depuis près de 20 ans, je n'arrive même pas à m'imaginer séparée. Ce n'est pas l'argent qui m'en empêche, j'ai un bon travail. Les enfants m'ont dit qu'ils me suivraient. Malgré tout, il y a quelque chose qui me bloque et pourtant, ce serait tellement plus agréable pour moi et les enfants.»

Le problème de Suzanne vient du fait qu'elle se sent coupable d'avoir épousé son mari sans l'avoir jamais vraiment aimé.

«J'avais 28 ans et toujours voulu avoir des enfants. J'ai rencontré cet homme qui était un ancien religieux, je ne l'aimais pas d'un véritable amour mais j'avais quand même une certaine amitié pour lui et je croyais qu'avec le temps et les enfants, mon sentiment irait en s'approfondissant. Après 6 mois de fréquentation, nous nous mariâmes. Étant assez âgés tous les deux, nous n'avions pas le temps d'attendre si nous voulions avoir des enfants.»

Assez tôt après le mariage, elle constata qu'il n'était pas très porté vers l'activité sexuelle. Depuis ses deux grossesses, elle n'a environ que 3 ou 4 relations sexuelles par année.

«Je crois qu'il est homosexuel. J'ai déjà voulu lui en parler mais il refuse catégoriquement de discuter de quoi que ce soit. Dans le fond, c'est ma faute. Je n'aurais pas dû le marier puisque je ne l'aimais pas vraiment. Alors j'accepte la situation.»

Suzanne se sent coupable d'avoir épousé un homme sans l'avoir vraiment aimé et se punit inconsciement et automatiquement en vivant depuis depuis près de 20 ans une situation intenable qu'elle croit avoir méritée.

Pour accéder au bonheur auquel elle a droit et réussir à atteindre son poids idéal, elle devra se déculpabiliser. Elle est certes responsable d'avoir épousé cet homme mais elle n'est pas coupable de l'échec du couple. Depuis 20 ans, elle a tout essayé pour sauver et améliorer son ménage. Ce sont les refus répétés de son mari qui ont amené une dégradation du milieu familial. Quant au sentiment d'amour qu'elle se trouve coupable de ne pas avoir eu, je dois dire qu'il n'est pas un gage de succès automatique. Je crois fermement que l'amour d'une personnne pour une autre ne s'acquiert qu'au fil des annés et des expériences communes. Au départ, c'est plus une attirance physique qui tient lieu d'amour.

Pour se déprogrammer, je lui ai suggéré de se répéter tous les jours: «Ce n'est pas parce que je me suis trompée un jour dans ma vie que je suis pour me tromper tout le reste de ma vie. Je dois profiter de cette erreur pour m'améliorer.» Six mois plus tard, je l'ai revue au bureau. Elle était radieuse et avait encore ses 10 kilos (22 livres) en trop. *«Je me suis finalement séparée. Je vis seule avec mes deux enfants. C'est formidable. Tous les deux fonctionnent beaucoup mieux à l'école et sont beaucoup moins nerveux. Moi, je suis assez contente de moi. J'ai toujours continué à prendre mes trois repas par jour et malgré toutes les tensions entourant ma séparation, je n'ai pas engraissé. Je reviens vous voir pour perdre les derniers kilos et je sais que je vais réussir maintenant.»*

Résumé

La culpabilité est un sentiment vain et inutile qui empêche le progrès de celui ou de celle qui en est victime.

Une personne se sent coupable lorsqu'elle pense que ce qu'elle a fait n'est pas conforme à certaines normes qu'elle croit normales.

Chose surprenante, deux personnes peuvent faire la même erreur ou avoir le même comportement et ressentir deux émotions différentes. L'une peut être enthousiaste à l'idée que cela va lui permettre de s'améliorer et de devenir une personne meilleure alors que l'autre va se sentir coupable et peut-être se punir.

La différence dans les comportements vient du fait que ces deux individus ont des normes différentes, c'est-à-dire qu'ils ont des pensées différentes sur le même sujet.

Les normes que nous avons nous ont été imposées par de nombreuses sources. Nos parents ont été les premiers et souvent les plus importants à nous les imposer. Comme nous sommes sans défense durant notre enfance et percevons à ce moment-là nos parents comme infaillibles, ils ont tout le loisir de nous imposer leurs normes, bonnes ou mauvaises. Elles deviendront les nôtres et seront difficiles à éliminer. L'école, l'Église, les gouvernements, la publicité, les amis, le conjoint, les enfants sont tous générateurs de normes qu'ils tendent à nous imposer.

J'ai constaté en ayant évalué des milliers de patients grâce à nos tests psychologiques sur ordinateur, Victor et Éloïse, que la grande majorité des gens, soit 3 personnes sur 4, souffrent de ce poison inutile et paralysant qu'est la culpabilité.

Il faut mettre un STOP et accepter le fait que nous sommes tous des êtres humains sujets aux erreurs et à l'imperfection, erreurs qui heureusement, à leur tour, peuvent nous permettre de progresser un peu plus dans notre recherche du bonheur.

Ce qu'il y a de très encourageant, c'est qu'on peut se déculpabiliser. J'ai été témoin de plusieurs centaines de personnes qui ont réussi en appliquant les techniques de déprogrammation.

Il s'agit tout simplement de se répéter tous les jours, le plus souvent possible et pour au moins 21 jours, une phrase judicieusement choisie et orientée vers un seul problème culpabilisant à la fois.

Pour assurer un meilleur succès, il est recommandé de diversifier les méthodes de répétition: auto-suggestion, autohypnose et état alpha de relaxation, écriture quotidienne de la phrase et enregistrement sur magnétophone qu'on réécoute en voiture, en faisant le ménage ou même en dormant. J'ai vu dernièrement une patiente qui a connu un succès extraordinaire avec cette dernière technique sur magnétophone. Pour plus de détails sur ces techniques de programmation, je vous réfère à mon livre *Maigrir par la Motivation* et au chapitre sur le pouvoir des mots.

France ne comprenait pas son comportement parfait face aux sollicitations répétées de son entourage et pourquoi elle avait triché, cachée dans la garde-robe, une fois seule à la maison. Ce fut une merveilleuse opportunité pour elle d'apprendre à mieux se connaître. Elle avait l'habitude irrésistible, depuis sa tendre enfance, de se récompenser en mangeant et une fois déçue d'elle-même, elle se punissait inconsciemment en faisant tout pour s'éloigner de la récompense qu'elle cherchait, soit devenir mince. Elle devra accepter aussi que la seule façon de vraiment s'améliorer et de se déculpabiliser passe par l'expérience négative. Suite à une situation, la culpabiltié sort automatiquement et il est normal de ne pas pouvoir la contrôler tout de suite. C'est l'occasion rêvée de s'étudier et d'identifier les pensées et les normes que nous entretenons face à cette situation. C'est à ce moment-là qu'il faut modifier ou adoucir ses pensées et ses normes en se servant des techniques de programmation, du pouvoir des mots et de la répétition. France s'est programmée en se répétant: «J'ai le droit de tricher et je profite de mes erreurs pour m'améliorer.»

Lilianne m'a fait parvenir une lettre où elle exprime sa culpabilié pour avoir raté l'éducation de son fils instituteur qui s'est séparé de son épouse enceinte à cause de ses vergetures. Elle n'est pas coupable du comportement anormal de son fils. Chaque être humain n'est responsable que de lui-même.

De même, cet homme politique que j'ai rencontré lors d'une de mes conférences que je donne sur la santé, a dû accepter qu'il n'était pas responsable de l'homosexualité de son fils. Nos enfants sont des êtres indépendants de nous qui ont droit à leur vie et à leur choix sexuel.

Suzane a gâché près de 20 ans de sa vie parce qu'elle se sentait coupable d'avoir épousé un homme, un ancien religieux, sans l'avoir vraiment aimé d'un grand amour. Après s'être déprogrammée en se répétant: «Ce n'est pas parce que je me suis trompée un jour dans ma vie que je suis pour me tromper tout le reste de ma vie» et après avoir acquis la bonne habitude de manger 3 repas par jour à heures régulières, elle a pu vivre plus heureuse et rendre ses deux enfants plus heureux même au sein d'une famille monoparentale.

CHAPITRE 12

IL FAUT QU'ON M'AIME

Il m'a laissée

«Je n'y arriverai jamais. J'ai mangé comme deux personnes toute la semaine et je me suis fait vomir trois fois. J'avais diminué de faire cela et j'étais contente mais voilà que ça recommence.» C'est ainsi que s'exprime Nancy en entrant dans mon bureau. Elle a 24 ans et un léger problème de poids avec 5 kilos (11,5 livres) de trop.

«En règle générale, lui dis-je, *ce sont des émotions qui provoquent ce genre de réaction.»*

«L'ami avec qui je vivais, m'a laissée. Cela fait deux fois que ça m'arrive. Personne ne m'aime. Je ne sais vraiment pas ce que je leur fais ou ne leur fais pas. Même lui, il était chômeur et buvait tout le temps, m'a laissé tomber. Même que je ne disais pas un mot s'il découchait et allait avec d'autres femmes. Quand il est parti, je lui ai offert d'amener sa petite amie vivre avec nous mais il m'a traitée de maudite folle et il est parti en sacrant. J'avais l'impression qu'il partait avec une partie de moi.»

Nancy est profondément bouleversée. Elle se sent rejetée par un homme pour la deuxième fois. Ce n'est pas tellement la perte d'une personne qu'elle aime qui la bouleverse mais la perte d'une personne qui l'aime.

Elle s'imagine que si elle n'est pas aimée par un homme, sa valeur en tant que femme est nulle. Elle évalue sa richesse intérieure à la quantité d'amour qu'elle reçoit des hommes. L'amélioration de son comportement doit passer par trois étapes. En premier lieu, avant de demander aux autres de l'aimer à tout prix, il faut qu'elle apprenne à s'aimer elle-même. Une personne s'estime lorsqu'elle constate qu'elle est riche de nombreux succès. Et pour acquérir ces succès, il faut se fixer des buts et travailler à les atteindre. La somme des succès obtenus tant dans sa vie personnelle, familiale et extérieure développe l'estime et la confiance en soi. Je vous réfère à mon livre *Maigrir par la motivation,* chapitre 21, «En route vers le succès,» pour la marche à suivre dans la façon de se donner des buts réalistes et appropriés. Quant à Nancy, je lui ai d'abord suggéré de se répéter tous les jours: «J'aime être bien dans ma peau parce que je suis la personne la plus importante dans ma vie.»

En deuxième lieu, je lui ai demandé de ne plus jamais faire de concessions majeures dans ses relations avec les hommes. Si elle est une personne importante, elle doit se respecter et se faire respecter en tant que telle. Donc, il ne devrait plus être question de se lier avec un homme qu'elle n'apprécie pas plus que ça, alcoolique et courailleur. Il est beaucoup plus important qu'elle s'aime elle-même que d'être aimée. Il vaut donc mieux pour elle qu'elle vive seule plutôt que se laisser détruire avec une autre personne.

Troisièmement, sa nouvelle attitude attirera automatiquement de meilleurs hommes. Pour se consoler dans les prochaines semaines, elle pourra se répéter: «S'il ne m'aime pas, c'est son droit mais il ne sait pas ce qu'il manque. Je trouverai mieux ailleurs.»

J'ai du trouble avec ma fille

Lisette, 34 ans, est mère d'une fille de 14 ans.

«Je me suis levée en pleine nuit et je me suis retrouvée devant le réfrigérateur. En deux heures, j'ai mangé trois boîtes de 12 «May West» et bu deux pintes de lait. Je dois être en train de devenir folle.»

«Pourquoi avez-vous fait cela?»

Elle me réplique:

«Je ne sais pas trop. Je dormais bien et je me suis éveillée automatiquement.»

«Ce sont le plus souvent des émotions que nous avons vécues dans la journée qui en sont responsables», lui dis-je.

Elle hésite quelques instants et répond:

"C'est arrivé samedi dernier. La seule chose que je vois qui m'ait apporté un désagrément dans la journée, c'est une chicane avec ma fille. Mais ce n'est pas nouveau, nous sommes toujours en conflit.»

«Que s'est-il passé précisément samedi dernier?»

Sa physionomie change et le ton de voix monte:

«Je ne suis qu'une servante. Je crois que je ne ferai aucun repas, ni lavage ni repassage pour au moins une semaine. Ils vont peut-être m'apprécier davantage après. Je n'ai aucune appréciation pour tout ce que je fais.»

Je l'interromps:

«Mais que s'est-il passé véritablement ce jour-là?»

«Nous devions magasiner ensemble, ma fille et moi, pour lui acheter une paire d'espradrilles. À la dernière minute, elle a reçu un coup de téléphone d'une amie et elle a préféré me laisser tomber pour aller jouer avec cette amie.»

«Qu'avez-vous fait par la suite?»

«Je l'ai chicanée et lui ai dit qu'on ne faisait pas cela à sa mère. Je lui ai ordonné d'aller dans sa chambre et je lui ai refusé sa sortie. Ne croyez-vous pas que j'ai eu raison, docteur?»

«Qu'est-il arrivé ensuite?»

«Quand je me suis calmée, je lui ai dit qu'elle pouvait aller chez son amie, mais elle a boudé et m'a crié: «Laisse-moi en paix, je ne veux rien savoir de toi.» Je ne sais plus quoi faire avec elle. Nous sommes toujours en chicane.»

«C'est sûrement cet incident de la journée qui vous a poussée au réfrigérateur en pleine nuit.»

Elle m'interrompt:

«Et pourtant ça c'est passé le matin et quand je me suis couchée, je n'y pensais plus!»

«Mais votre subconscient y pensait et n'avait rien oublié. Vous remarquerez que les émotions sortent souvent comme ça, le nuit, quand le conscient dort.»

Le problème de Lisette réside dans le fait qu'elle n'accepte pas que sa fille se détache d'elle. Elle interprète ce besoin de s'affirmer de sa fille comme un rejet d'elle-même, comme si elle ne l'aimait pas.

«J'ai tout fait, me dit-elle, *pour ma fille et je ne peux pas accepter qu'elle me traite ainsi.»*

Je lui ai suggéré de suivre ces 4 étapes pour résoudre son problème avec sa fille: premièrement, elle doit réinterpréter la situation. Ce n'est pas un manque d'amour, ni un rejet qui caractérise le comportement de sa fille. C'est en fait la recherche de son identité et de sa personnalité propre. Deuxièmement, Lisette devra modifier son propre comportement. L'agressivité entraîne l'agressivité et les mots finissent par déformer la réalité qu'on veut exprimer. C'est un cercle vicieux qui empire la situation et renforce la fausse croyance qu'il n'y a pas d'amour entre la mère et la fille. Troisièmement, je lui ai demandé de traiter sa fille en personne adulte. Je lui ai donc recommandé de lui donner des responsabilités dans le milieu familial. Pour pouvoir entamer un dialogue sain, je lui ai enseigné et recommandé la technique du DESC que nous avons vue au chapitre 8 et auquel je vous réfère pour usage personnel. Pour avoir plus de chances de succès, je lui ai fait préparer et présenter un DESC écrit, cela élimine l'émotivité et la perte de contrôle possible dans une discussion.

Finalement, je lui ai fait répéter tous les jours: «Ma fille recherche une indépendance normale, elle ne me rejette pas. Je peux lui suggérer des choses mais je dois les lui imposer le moins possible. J'accepte qu'elle soit une personne différente de moi.»

Un mois plus tard, Lisette me confessait:

«Pour la première fois de sa vie, ma fille m'a demandé conseil. Je suis restée ébahie. Elle voyait plusieurs de ses amies qui fumaient du «pot» et se vantaient d'avoir des relations sexuelles avec des garçons. Elle voulait avoir mon avis parce qu'elle ne savait plus ce qu'elle devait faire, se sentant à part du groupe. Nous avons longuement discuté. Je n'ai jamais été aussi fière de toute ma vie. Ma fille m'aime vraiment.»

Et si ça lui déplaisait?

Lina, 29 ans, et son mari, 30 ans, suivent ensemble un régime pour maigrir. Durant une même période avec le même type de diète, l'homme perd deux fois plus de poids que sa femme, même s'il a deux fois moins de poids à perdre.

«C'est très décourageant, me dit Lina. *En fin de semaine, mon mari a triché beaucoup plus que moi et malgré tout il a perdu du poids alors que moi, je n'ai pas bougé. C'est injuste.»*

«Il n'y a rien d'injuste là-dedans, c'est tout à fait normal. Il existe au moins trois facteurs qui expliquent ce phénomène. Premièrement, votre mari étant un homme, son métabolisme est de 15 à 20 p. cent plus rapide que le vôtre. La nature est ainsi faite et c'est donc dire qu'il peut manger 250 calories de plus que vous pour maintenir le même poids. Deuxièmement, votre mari ayant une stature et une ossature plus importante que la vôtre, il a plus grand à nourrir pour maintenir son poids. Sans tenir compte de son métabolisme plus rapide, comme il est plus grand de 15 centimètres (6 pouces), il peut manger 350 calories de plus que vous sans engraisser. Troisièmement, comme il est plus actif que vous physiquement et que chaque effort mobilise plus de muscles, il peut encore manger un minimum de 250 calories de plus sans engraisser. Si vous faites le total, c'est un minimum de 800 calories par jour de plus que vous, que votre mari peut consommer sans engraisser. Votre mari doit donc manger environ 2 300 calories par jour pour maintenir son poids idéal alors que vous devez en consommer 1 500 pour arriver au même but.»

«C'est choquant quand même, me répond-elle. *Cela veut dire que si je mange exactement comme lui et que je fais la même activité physique, je vais engraisser pendant que lui va maigrir.»*

«La nature est ainsi faite, c'est tout à fait normal. Remarquez bien que les hommes ont autant de problèmes que les femmes et l'obésité est beaucoup plus souvent mortelle chez l'homme que chez la femme. Il est prouvé que le même excès de poids affecte beaucoup plus le coeur de l'homme que celui de la femme. Cela va peut-être vous consoler?» lui dis-je en souriant.

«Depuis que mon mari a presque atteint son poids idéal, j'ai beaucoup plus de difficulté à perdre régulièrement.»

«Comment est votre volonté?»

«Il n'y a pas de problème, je veux vraiment perdre du poids», me répond-elle.

«Êtes-vous bien motivée?»

«C'est la chose que je désire le plus au monde. Je donnerais tout ce que j'ai pour y arriver et pourtant ça ne fonctionne pas. La semaine, généralement, le régime va bien. Mais les fins de semaine sont atroces. Prenez, par exemple, cette semaine, mon mari était en vacances. Comme il venait de finir son régime, il m'a offert d'aller au restaurant presque tous les jours. Je ne pouvais vraiment pas lui refuser.»

Je lui répondis:

«Vous avez raison. Même au régime, il faut sortir. Je crois qu'il faut aller au restaurant lorsque l'occasion se présente et ne refuser aucune sortie plaisante. Il est déjà assez frustrant de moins manger et de changer ses habitudes, il ne faut pas se priver en plus de sorties agréables. Tout en allant au restaurant autant sinon plus souvent, il faut cependant apprendre à se contrôler. Même avec votre régime, il y a possibilité de choisir des aliments conformes à votre plan d'amaigrissement. Dès le départ, vous auriez pu dire à votre mari que cela vous faisait plaisir d'aller avec lui au restaurant mais comme vous étiez encore au régime, que vous auriez aimé qu'il choisisse un type de restaurant en conséquence où il vous eût été plus facile de le suivre.»

«Je ne pouvais pas lui faire ça durant ses vacances.»

«Mais vous ne lui faites rien. Il va être heureux d'être en votre compagnie et probablement apprécier le fait que vous faites des efforts pour atteindre votre but. Au restaurant, vous pourrez commander les aliments appropriés pour vous et votre mari choisira ce qui lui plaît.»

«Mon mari va être mal à l'aise si je ne mange pas comme lui. Il ne comprend pas que je ne maigrisse pas aussi vite que lui. Je suis supposée faire comme lui et perdre autant.»

«Avez-vous vraiment déjà demandé sa collaboration?»

«Non, jamais, murmure-t-elle, *mais il doit bien s'en rendre compte. Il ne doit pas vouloir tout simplement.»*

«Votre mari et vous, vous êtes deux personnes distinctes. Vous n'avez pas les mêmes pensées et ne ressentez pas les mêmes émotions. Il ne faut jamais présumer que l'autre devrait sa-

voir ou devrait s'en rendre compte. C'est à vous de vous affirmer et d'exprimer vos besoins. Vous devriez lui expliquer que votre médecin vous a dit que vous aviez un métabolisme différent de celui d'un homme et que vous ne pouviez pas faire comme lui et espérer perdre du poids. Ensuite, la meilleure façon d'avoir la collaboration d'un autre, c'est de lui donner une responsabilité dans votre cure. Dites-lui que c'est très important pour vous de perdre du poids et que vous avez besoin de lui pour réussir.»

«Je vais peut-être essayer», soupire-t-elle.

«Voici les paroles qu'il faut que vous lui disiez: «Veux-tu m'aider?» Et attendez la réponse.»

La semaine suivante, je recevais son mari au bureau pour son maintien. Comme je m'informais comment allait son épouse, il me dit:

«Je ne sais pas ce qui ne marche pas avec elle. Moi j'ai tout perdu ce que j'avais à perdre et pendant ce temps elle n'a presque rien perdu. Elle triche peut-être sans que je le sache.»

«Vous a-t-elle informé de la conversation que j'ai eue avec elle la semaine dernière à ce sujet?»

«Non, pas du tout.»

«Vous a-t-elle demandé de l'aider dans son régime?»

«Non, pas du tout. Mais je fais mon possible dans ce sens-là. Je sais qu'elle le désire tant et ça me ferait plaisir à moi aussi.»

Je lui ai expliqué pourquoi son épouse ne pouvait pas perdre aussi rapidement que lui et pourquoi elle ne pouvait s'offrir le luxe de dévier trop souvent si elle voulait arriver à des résultats.

«Mais Lina ne m'en a jamais parlé», me dit-il.

«Je pense que votre épouse vous aime beaucoup et qu'elle a peur de vous déplaire si elle vous demande de changer quelques-unes de vos habitudes ou de vos décisions.»

«Je vois que je pensais l'aider mais que, en fait, je lui nuisais davantage. Je vais essayer de m'améliorer.»

Le problème de Lina réside dans le fait qu'elle ne s'affirme pas face à son mari. Elle n'exprime aucun de ses besoins et ne lui refuse aucun de ses désirs de peur de lui déplaire et de perdre son amour.

Et pourtant, c'est la meilleure façon de le perdre. En refusant d'être elle-même et en ne vivant que comme le double de son mari, elle se prive de sa propre personnalité. Elle n'accumule donc pas de succès personnels, ni de richesse intérieure. Elle se sent de plus en plus faible, se sous-estime et ne développe pas sa confiance en elle-même. Elle en vient à ne plus s'aimer, ce qui fait qu'elle a de plus en plus peur de perdre son mari.

Il est difficile de demander à une autre personne d'aimer une personne qui ne s'aime pas elle-même. Elle finit par se lasser de ne pas trouver chez l'autre de richesse intérieure personnelle.

Heureusement, Lina a un mari qui veut collaborer, mais encore faut-il le lui demander, c'est normal.

Elle devra apprendre à s'affirmer, à être elle-même, à exprimer ses pensées, ses sentiments et ses besoins et à refuser lorsque cela ne lui convient pas.

Le peur de ne pas être aimée l'avait empêchée d'être elle-même et la conduisait vers un échec tant dans son problème de poids que dans sa vie familiale.

Vouloir être aimée à tout prix, c'est la meilleure façon de ne pas l'être du tout.

Lina devra se répéter: «Plus je m'affirme, plus je m'aime et plus je suis aimée pour moi-même.»

Son mari pourra dire: «J'aimais ma première femme mais j'aime encore mieux ma deuxième.»

Elles ne m'aiment pas

Il y a trois ans, Gisèle vient me voir pour maigrir. Elle est séparée et a la garde de sa fille de 7 ans. Après deux mois, elle a bien perdu 7 kilos (15½ livres) mais elle revient toujours à son poids de départ. Elle fait «le yo-yo». Elle a un problème qu'elle qualifie de majeur au travail et pour lequel elle ne trouve pas de solution jusqu'au jour où elle me dit:

«L'atmosphère au bureau est insupportable. Je travaille avec une dizaine de femmes et elles parlent continuellement de moi dans mon dos. Elles ne m'aiment pas. Je n'en peux plus. Même si cela m'écoeure, je vais demander d'être transférée le

soir. Comme ça, j'aurai la paix et je pourrai peut-être suivre ma diète un peu mieux.»

Pour essayer de comprendre pourquoi elle se sentait tellement bouleversée par le papotage des autres employées, je lui ai demandé de faire un journal personnel de ses émotions et d'essayer de retracer dans son passé les moments où elle aurait ressenti le même genre de frustration.

La semaine suivante, elle me raconte qu'elle a pu mieux identifier son émotion: elle se sent rejetée par les autres. Elle avait eu le même type de réaction pour la première fois, lors du décès de son père alors qu'elle avait 13 ans et la deuxième fois, lorsque son mari l'a quittée.

Comme ces deux situations l'avaient blessée énormément, elle avait adopté comme solution, suite à sa séparation, de se renfermer avec sa fille. En dehors de son travail et de ses sorties pour voir à ses besoins élémentaires, elle ne sortait jamais. Elle voulait éviter ainsi le plus possible d'être rejetée à nouveau.

Cet isolement était-il la meilleure solution? En réalité, sa solitude la frustrait et la poussait à manger par compensation. De plus, elle ne pouvait pas s'isoler suffisamment pour éviter tout contact avec l'extérieur si bien qu'elle était quand même confrontée avec son problème. Par réaction aux rejets dont elle s'était sentie victime, elle avait adopté comme comportement une attitude froide et méfiante. Elle était difficile à aborder et ne souriait jamais.

Comme nous sommes les seuls responsables de la façon dont les autres nous traitent, elle récoltait ce qu'elle semait. Une attitude froide et méfiante entraîne automatiquement le même type d'attitude chez l'autre. C'est l'effet boomerang. Si elle adopte l'attitude: «Je n'aime pas le monde», elle ne pourra pas s'attendre à ce que le monde l'aime.

«Je n'en peux plus, je dois absolument changer de milieu, je vais aller travailler le soir. Je ne peux pas travailler où je ne suis pas aimée.»

Elle quitta le bureau et je ne la revis pas pendant plusieurs mois.

Pour se déprogrammer de ce sentiment de rejet, Gisèle aurait dû premièrement réinterpréter la mort de son père non pas comme un rejet mais comme un fait triste mais normal de la vie. Il n'avait pas choisi de lui retirer son amour.

Deuxièmement, sa séparation avec son mari n'est pas un rejet au sens où l'on rejette quelque chose qui n'est plus bon. À tort ou à raison, son mari avait le droit de choisir la vie familiale avec elle ou pas, comme elle-même avait ce même droit. S'il choisit de la quitter ce n'est pas nécessairement parce qu'elle ne vaut rien mais bien parce qu'il n'a pas su découvrir ses valeurs ou qu'elles n'étaient pas celles qu'il recherchait.

Aucune personne ne peut en rejeter une autre comme on rejette des détritus sans l'accord de la personne rejetée.

C'est Gisèle elle-même qui avait conclu qu'elle était un déchet puisque son mari l'avait rejetée. Mais sa conclusion était fausse.

Quant à son milieu de travail, elle récoltait une attitude froide de la part des autres employées parce qu'elle semait cette même attitude. En considérant le pire, les autres avaient le droit de ne pas l'aimer puisqu'elle-même ne les aimait pas. Mais en réalité, c'était davantage une mauvaise communication qui était responsable du problème.

Pour s'aider à faire face à son milieu de travail, elle aurait pu, tout en adoptant une attitude souriante et intéressée aux autres, se répéter: «Qu'on m'aime ou qu'on ne m'aime pas, cela n'enlève rien à ma valeur.»

Neuf mois plus tard, je revoyais Gisèle à mon bureau. Elle était radieuse.

«J'ai bien pensé à ce que vous m'aviez dit mais ce n'était pas facile à accepter. C'est moi qui devais changer et non pas les autres. J'ai lu les livres que vous m'aviez suggérés sur l'art de se faire des amis et j'ai finalement compris. J'ai changé mon attitude, maintenant je suis souriante et je m'intéresse à ce que font les autres. La formule a été magique. Dès la première journée où j'ai complimenté une employée sur son travail, cela n'a pas été facile à faire cependant, sa réaction a été immédiate. Elle m'a souri et m'a félicitée aussi sur ce que je faisais. Du jour au lendemain, l'atmosphère a changé du tout au tout. J'aime maintenant rencontrer beaucoup de monde mais je n'accepterai jamais plus que rien ni personne ne vienne me dévaloriser. Ils ont

le droit de m'aimer ou de ne pas le faire mais c'est leur choix et cela ne change en rien mes valeurs.»

Résumé

Tout le monde ne peut pas aimer tout le monde. C'est facile à dire mais difficile à vivre.

Il faut être aux prises avec la situation et qu'elle fasse mal, pour arriver à se déprogrammer et à accepter ce fait. Il faut alors se répéter continuellement: «Il serait préférable que tout le monde m'aime mais ils ont le droit de ne pas le faire et cela ne m'enlève aucune valeur.»

Nancy ne pouvait supporter l'idée que son ami l'avait laissée. Elle était prête à faire toutes les concessions et même vivre un ménage à trois, pour avoir à côté d'elle une personne qui l'aime. Ce qu'elle n'avait pas compris, c'est qu'elle devait s'aimer elle-même en premier lieu si elle voulait être vraiment aimée pour elle ensuite. Elle peut se déprogrammer en se répétant: «S'il ne m'aime pas, c'est son droit mais il ne sait pas ce qu'il manque. Je trouverai mieux ailleurs.»

Lisette ne pouvait accepter que sa fille de 14 ans la délaisse pour une amie, ce qui avait provoqué une crise de boulimie nocturne. En modifiant son attitude, en acceptant comme normal le détachement de sa jeune fille adolescente et en faisant un DESC par écrit, elle s'est rapprochée de sa fille qui lui a demandé conseil sur l'opportunité d'avoir des relations sexuelles à son âge.

Lina et son mari suivaient le même régime et ne comprenaient pas le pourquoi des résultats si différents. Par peur de déplaire et de perdre l'amour de son mari, elle s'était privée de développer ses propres succès et sa richesse intérieure. Vouloir être aimée à tout prix, c'est la meilleure façon de ne pas l'être du tout. «Plus je m'affirme, plus je m'aime et plus je suis aimée pour moi-même», c'est ce qu'elle devra se répéter pour régler son problème de poids, être plus heureuse dans sa peau et reconquérir son mari.

Gisèle s'était enfermée avec sa fille, pour éviter d'être rejetée comme un vulgaire déchet. Elle avait mal interprété ce que signifiait la mort de son père et la séparation de son mari. Blessée par ce qu'elle croyait être les propos des autres, elle avait adopté une attitude de méfiance. En fait, c'était elle-même qui se blessait en acceptant comme vérité le comportement et les paroles des autres. «Ils peuvent dire ce qu'ils veulent, ils ont le droit de m'aimer ou de ne pas m'aimer mais je ne suis pas obligée de les croire», voilà ce qu'elle aurait dû se dire. C'est aussi ce qu'elle a finalement fait et en adoptant une attitude plus souriante et intéressée, elle a pu vivre plus heureuse. C'est le phénomène du boomerang.

CHAPITRE 13

MOINS ON EN FAIT, MIEUX ON EST

Changer d'emploi

Lors d'une réception, je rencontre Jean, un ami d'enfance que je n'avais pas vu depuis longtemps. Je me souvenais de lui comme d'un homme joyeux, aimant rire et plein d'enthousiasme. À 18 ans, nous faisions tous les deux partie du même orchestre et avions enregistré un disque de musique de danse. Nous passâmes une soirée extraordinaire à nous remémorer nos souvenirs de jeunesse.

Il y avait une ombre au tableau cependant. Jean, tout en étant content de me voir, semblait abattu et même dépressif. Son épouse me raconta, alors que nous étions seuls, que son mari avait beaucoup changé depuis près d'un an, suite à des problèmes à son travail. Elle-même était fort préoccupée par la situation et craignait le pire, dépression sévère et perte d'emploi.

Deux jours plus tard, je pris sur moi de communiquer avec lui par téléphone et lui offris de le rencontrer pour parler de son problème. Il acquiesça.

Jean travaillait pour une importante compagnie de téléphone. Il y a près d'un an, à la suite du réaménagement de certains postes à l'intérieur de la compagnie, il avait vu le poste qu'il occupait avec joie depuis 7 ans, aboli.

Cette décision était d'ordre administratif et n'incriminait pas du tout la qualité de son travail. Jean avait été affecté à un autre département où il n'arrivait pas à s'habituer. À 41 ans, il se trouvait trop vieux pour réapprendre de nouvelles fonctions qui, de toute façon, lui semblaient inférieures à ses anciennes.

«J'ai donné 18 ans de ma vie pour la compagnie dont les 7 dernières années qui ont été excellentes à mon ancien poste et pour me remercier, ils me dégradent et je dois tout réapprendre à partir de zéro. C'est vraiment injuste. Les compagnies n'ont plus de coeur aujourd'hui. Je n'y arriverai jamais. Ça fait près d'un an que j'essaie de m'acclimater à mon nouveau poste mais j'apprends beaucoup trop lentement. Je suis trop vieux maintenant.»

Je lui fis voir que c'était sûrement décevant de constater qu'un poste où l'on excelle et que l'on aime est aboli mais comme il n'avait pas le choix, il devait profiter de cette opportunité pour relever le défi et se prouver qu'il pouvait encore réussir. La satisfaction qui en résulterait le valoriserait encore à un plus haut point.

Pour le motiver dans cette voie, je lui suggérai de mettre les bouchées doubles pour apprendre, de faire du temps supplémentaire et, si possible, de suivre des cours de perfectionnement. Sa réponse ne fut pas longue à venir:

«Jamais je ne ferai cela pour la compagnie. Après tout ce qu'elle m'a fait alors que je lui ai donné les plus belles années de ma vie. J'aimerais mieux devenir chômeur. D'ailleurs la compagnie m'a offert de suivre des cours mais j'ai refusé. Moins je vais en faire maintenant pour elle, mieux ce sera.»

Je lui répondis:

«Tu n'as pas donné les plus belles années de ta vie à la compagnie, tu as fait un travail que tu aimais, qui te valorisait en tant qu'homme et pour lequel la compagnie t'a rémunéré. Tu as été heureux dans ton travail, c'est la plus belle récompense que tu as pu avoir. Maintenant, il faut que tu retrouves cette satisfaction de réussir ce que tu fais. Le bonheur n'existe que s'il y a satisfaction personnelle qui à son tour n'existe que si on vit des

succès. Tu es malheureux depuis près d'un an parce que tu ne vis plus de succès au travail, même au contraire tu n'accumules que les échecs avec ton attitude défaitiste. Pour retrouver ta joie de vivre, tu dois te hâter de vivre de nouveaux succès. Ce n'est pas pour la compagnie que tu feras des heures supplémentaires mais bien pour toi.»

Je lui ai suggéré de se répéter tous les jours: «Je suis capable, je passe à l'action et je vais devenir le meilleur employé de mon département parce que c'est important pour moi.»

Ce qui devait arriver, arriva. Jean se mit au travail avec acharnement, prit des cours de perfectionnement, s'attira le respect et la reconnaissance de ses employeurs mais le plus important, il s'attira son propre respect. Quand je le revis, il était redevenu l'homme joyeux et fier de lui que j'avais connu durant mon adolescence.

Prendre sa retraite

Carole est une fort jolie femme de 35 ans qui vient me voir afin de perdre un léger excès de poids. Elle est grande et élancée mais comme elle a déjà été mannequin, elle ne tolère pas quelques kilos en trop.

Je la trouve tendue et les traits de son visage sont crispés. Je lui fais passer Victor, le moniteur de comportement sur ordinateur, qui me révèle qu'elle est très stressée, très émotive et s'ennuie énormément. Liza, autre questionnaire sur ordinateur pour évaluer les causes de son comportement, me suggère qu'elle n'apprécie pas du tout son travail de maison. En fait, Carole est mariée à un homme de 12 ans son aîné. Suite à une carrière commerciale bien remplie, 6 mois auparavant, il a pris sa retraite. Son but maintenant est de passer la moitié de l'année en Floride et l'autre moitié à sa maison de campagne à jouer au golf.

«*Je suis en train de devenir folle,* me disait-elle. *Je m'ennuie à mourir. Avec le nouvel emploi du temps de mon mari depuis qu'il est à la retraite, j'ai dû abandonner mon métier de mannequin. En plus, il est jaloux et refuse catégoriquement que je retourne sur le marché du travail, même à temps partiel. Il ne comprend pas que je ne sois pas heureuse avec tout l'argent que nous avons et la possibilité de profiter de vacances à l'année lon-*

gue. Peut-être a-t-il raison, je ne suis pas normale? Tout le monde rêve d'avoir de l'argent et de ne rien faire.»

Carole est profondément bouleversée et ne sait plus quoi penser. Depuis 6 mois que son mari est à la retraite et qu'elle a dû abandonner ses propres activités, elle se sent de plus en plus inutile et ne peut accepter de voir son corps se déformer.

Sa réaction était normale, pas nécessairement bonne mais normale dans les circonstances. Le docteur Hans Selye, médecin de réputation internationale pour ses recherches approfondies sur le stress et qui fut mon professeur en 1965, expliquait que le stress n'était pas méchant en soi mais que c'était notre façon d'y réagir qui pouvait l'être. En fait, nous avons besoin de stress pour vivre et un manque complet de stress, c'est la mort. Aussi, il n'a jamais dit de lutter contre le stress en travaillant le moins possible, au contraire, il écrit: «Le travail n'a jamais tué personne et pour jouir pleinement du repos, encore faut-il être fatigué.» Le mari de Carole avait 47 ans et, fatigué d'avoir travaillé fort pendant de nombreuses années, il appréciait le repos et le golf. Mais elle n'était âgée que de 35 ans et pleine de vitalité, elle ne pouvait supporter une retraite ou un repos forcé. Son énergie demandait d'être orientée vers un but intéressant et valorisant pour elle sinon c'était l'auto-destruction. L'être humain n'est pas fait pour ne rien faire. Au contraire, il trouve sa satisfaction dans la réalisation des buts qu'il se trace.

Pour vivre heureuse et belle, Carole n'a pas le choix. Elle devra établir une liste sur papier des activités qu'elle aimerait et pourrait faire en tenant compte de son milieu familial. Ensuite, elle devra, tout en négociant avec son mari, être convaincante et ferme. La technique du DESC que nous avons vue au chapitre 8 est l'instrument le plus approprié pour réussir dans ce genre de situation.

Quelques semaines plus tard, elle me dit:

«Cela n'a pas été facile. J'ai analysé en profondeur, les choses que j'aimerais faire et leur compatibilité avec mon milieu familial, puis j'ai fait mon DESC par écrit que j'ai présenté à mon mari. Cela l'a surpris au début, il ne me comprenait pas du tout. Je n'ai pas abdiqué et finalement il a accepté que je retourne sur le marché du travail comme secrétaire de compagnie à temps partiel, 3 jours par semaine. Il passera l'hiver en Flo-

ride et je prendrai un mois de vacances pour l'y rejoindre. Je ne me suis jamais sentie si bien de toute ma vie. C'est comme si on m'avait enlevé un poids énorme sur les épaules. J'ai l'impression de voler. Je suis très contente que les choses s'arrangent comme cela parce que j'aime beaucoup mon mari. Mais s'il n'avait pas accepté cet arrangement, j'aurais été obligée de le quitter car j'étais en train de me détruire.»

Blâmer les autres

Dernièrement, je participais à une émission de télévision sur le rôle de la société en tant que responsable de l'obésité. La question était posée au public qui téléphonait pour signifier son accord ou son désaccord. 75 p. cent des répondants dirent oui à la question posée: la société pouvait être responsable de l'obésité.

Pendant ce temps, nous étions quatre personnes qui débattions de la question en ondes. L'un des intervenants était un monsieur de 38 ans pesant plus de 450 livres (205 kilos). Il semblait passablement amer et agressif. L'ensemble de son argumentaiton se résumait ainsi: l'obésité est une maladie pour laquelle il n'y a rien à faire. Aucun médecin, aucune clinique, aucun produit, ni aucun médicament n'est efficace. Il blâmait tour à tour le gouvernement, les hôpitaux, les médecins, la recherche, certains artistes de la télévision et certaines annonces publicitaires pour expliquer son état.

Il ajouta:

«Si les gens ne me montraient pas du doigt, s'ils me laissaient tranquille, je serais beaucoup plus heureux.»

Je comprenais évidemment l'amertume de cet homme qui avait essayé à trois reprises sans succès de maigrir grâce au jeûne absolu. Ce type de régime est aujourd'hui considéré comme inefficace et inapproprié dans le traitement de l'obésité. Mais je ne pouvais pas être d'accord avec son attitude défaitiste.

Le traitement de l'obésité a beaucoup évolué dans les dernières années. Alors qu'anciennement, on ne traitait que la graisse par un régime quelconque, aujourd'hui on traite toute la personne avec ses habitudes, ses émotions, son stress, sa motivation et sa personnalité. Le traitement de la graisse s'est aussi amélioré avec la venue des diètes à basse teneur en calories complétées par des protéines, des vitamines et des sels minéraux. Pour les personnes qui sont plus de 30 p. cent au-dessus de leur poids idéal, seulement 5 p. cent réussissent à perdre leur excès de poids avec une diète dite équilibrée à 1200 calories alors que 75 p. cent réussissent à le perdre avec une diète spéciale aux protéines. Au symposium annuel de l'ASBP (Americain Society of Bariatric Physicians) en 1983 auquel j'assistais et où étaient présents 500 médecins venus d'un peu partout à travers le monde, le docteur Thomas A. Wadden Ph.D., qui fait partie de l'équipe du docteur Albert J. Stunkard, de l'Université de Pennsylvanie, a rapporté les résultats d'une étude comparant trois types de traitement: une diète équilibrée avec médicaments coupe-faim, une thérapie de comportement seule et une diète basse en calories complétée par des protéines et associée à une thérapie de comportement. Après 18 mois, seule la diète aux protéines montrait une perte de poids importante et un maintien de l'ordre de 75 p. cent. Les deux autres interventions avaient été peu efficaces et ceux qui avaient suivi la diète équilibrée avaient tout repris. C'est ce qui lui faisait dire que les diètes très basses en calories complétées amenaient beaucoup d'espoirs et de promesses pour le traitement des obésités modérées ou importantes.

Après l'émission, quand j'ai essayé d'expliquer à mon interlocuteur les résultats des découvertes récentes, je me suis heurté à un mur. Il fuyait mon regard, il détournait la tête, il n'était pas intéressé ni à savoir qu'on pouvait faire quelque chose pour lui, ni à essayer de s'en sortir. Et pourtant son problème n'était pas glandulaire, il consommait plus de 6 000 calories par jour, ce qui représente deux à trois fois ce que mange une personne normale.

À cette même émission participait la journaliste Marie-Odile Vézina, auteur du livre: *Mourir ou maigrir*. Dans son ouvrage, elle rapporte les entrevues qu'elle a eues avec une dizaine de personnes hyper-obèses qui ont perdu ensemble plus de 2 000 livres (907 kilos). Des hommes et des femmes qui avaient déjà pesé 300, 400 et même 600 livres (140, 180 et même 275 kilos), ont réussi à maigrir et à atteindre le poids désiré.

Mon interlocuteur avait choisi de rester obèse, c'est son choix et je le respecte mais il doit en porter l'entière responsabilité et non pas blâmer les autres.

Pour arriver à être plus heureux, il ne devrait pas pointer les autres du doigt pour qu'ils le laissent tranquille mais bien foncer et se prendre en main. Quand on veut, on peut.

Résumé

Je ne crois pas qu'on puisse atteindre le bonheur et la sérénité par l'inertie.

L'être humain est ainsi fait qu'il doit avoir une raison de vivre ou un but valorisant pour bien fonctionner. Le corps humain est une machine qui produit de l'énergie et cette énergie doit être extériorisée vers une activité. Si elle n'est pas extériorisée, elle s'accumule à l'intérieur du corps et attaque ses propres organes, c'est l'auto-destruction. Prenez l'exemple d'un enfant en bonne santé qui n'a rien à faire. Il tourne en rond, il recherche une activité pour faire sortir son énergie emprisonnée à l'intérieur. S'il ne trouve rien, il devient maussade, se plaint de tout et de rien et a même des idées dépressives. S'il trouve une activité intéressante pour lui, deux minutes plus tard, il est transformé. Il est devenu subitement le plus bel exemple de la joie de vivre.

Jean, mon ami de jeunesse, à cause d'une déception à son travail, s'était replié sur lui-même et en faisait le moins possible. Pendant 6 mois, il n'a pas extériorisé son énergie qu'il a accumulée à l'intérieur de lui. Résultat: il a fait une dépression nerveuse. Pour redevenir bien dans sa peau, je lui ai suggéré de mettre les bouchées doubles, de faire des heures supplémentaires et de prendre des cours de perfectionnement, pas pour la compagnie mais pour lui. Cela a marché, j'ai enfin retrouvé l'ami joyeux et fier de lui que j'avais connu.

Carole, un ancien mannequin de 35 ans, se voyait forcée par son mari de 47 ans de prendre une retraite prématurée, 6 mois en Floride et 6 mois à la campagne. En quelques mois, elle est devenue très tendue et a commencé à prendre du poids. Comme elle ne voulait pas se détruire et tomber malade, elle a dû être ferme avec son mari qu'elle aimait. Elle est finalement retournée sur le marché du travail et a retrouvé sa joie de vivre et sa silhouette. Selye disait qu'on apprécie le repos seulement après s'être fatigué.

Lors d'une émissionn de télévision, j'ai rencontré un homme de plus de 205 kilos (450 livres). Après trois échecs, il avait décidé de ne plus rien faire et de rester gros. Il avait choisi l'inertie malgré les découvertes récentes dans le domaine psychologique et les nouvelles diètes amaigrissantes à base de protéines. Il refusait de prendre ses responsabilités face à lui-même et pour se déculpabiliser, malheureusement, blâmait tout le monde. Avec cette attitude, il ne réussira jamais à régler son problème de poids, ni à être heureux. Et pourtant d'autres personnes ayant un problème aussi important sinon plus, ont réussi.

CHAPITRE 14

RÉPONSES À VOS QUESTIONS

1—*Est-ce que l'on vient au monde émotif?*

La porte est ouverte pour un long débat entre ceux qui prétendent que nous héritons génétiquement de notre comportement émotif et ceux qui affirment que nous l'acquérons dès notre plus tendre enfance par la façon dont nos parents nous élèvent.

Personnellement, je crois qu'il y a un tout petit peu d'hérédité et beaucoup d'acquis par le truchement de notre éducation et nos expériences de vie personnelles.

Si nous acceptions l'idée que notre comportement émotif est transmis génétiquement, ce serait du même coup admettre que nous ne pouvons pas y faire grand-chose. Pourtant, dans ma vie de médecin, j'ai vu des milliers de personnes prendre le contrôle de leur stress et de leurs émotions. J'ai pu d'ailleurs, grâce à Victor et Éloïse (deux questionnaires de type psychologique sur ordinateur que j'ai mis au point), identifier les causes du comportement émotif des personnes et mesurer leurs progrès.

2—*Nous sommes 3 enfants à la maison et pourtant je suis la seule qui soit aussi nerveuse, pourquoi?*

Les parents peuvent donner un type d'éducation qui

semble assez uniforme, cependant chaque enfant interprète à sa façon ce qu'il vit et entend. C'est pour cela d'ailleurs qu'il n'y a pas de recette miracle, identique pour tout le monde, sur la façon d'élever les enfants. Chaque parent doit se demander face à chaque enfant: «Comment a-t-il interprété ce que je lui ai dit?» Chaque enfant doit donc être élevé presque d'une façon différente.

Dernièrement, une infirmière qui a deux enfants, un garçon et une fille, se demandait comment il se faisait que sa fille de 8 ans semblait très préoccupée par la diète qu'elle suivait alors que son garçon de 10 s'en souciait peu. La réponse est venue le jour où la mère a atteint son poids idéal. La jeune fille lui a alors dit:

«C'était de ma faute si tu avais un problème de poids, maintenant je me sens soulagée et heureuse que tu aies atteint le poids que tu désirais si fortement.»

Comme la mère ne comprenait pas pourquoi sa fille se sentait coupable de son excès de poids, elle ajouta:

«Tu as toujours dit aux autres que c'est ta deuxième grossesse qui t'avait fait engraisser.»

Étant le fruit de cette deuxième grossesse, elle avait interprété le propos que la mère croyait anodin et s'était tenue responsable du problème.

3—*Est-ce qu'on peut arriver à changer ses nerfs?*

Même si vous avez toujours été une personne très nerveuse, vous n'êtes pas obligée de vivre tout le reste de votre vie de la même façon. On n'a qu'une vie à vivre, pourquoi ne pas la vivre détendue?

Pour y arriver, vous avez maintenant à votre disposition des moyens extraordinaires et efficaces que la science moderne et ce livre mettent à votre disposition. Suivez rigoureusement les techniques enseignées et vous constaterez à coup sûr une nette amélioration.

4—*En combien de temps pouvons-nous espérer améliorer nos nerfs?*

Nos réactions émotives peuvent être secondaires à de multiples situations pour lesquelles nous entretenons une pensée différente. En prenant une situation à la fois et en vous programmant adéquatement tous les jours, en moins de 21 jours, vous constaterez une amélioration extraordinaire. Il s'agira ensuite de répéter la même technique pour une autre situation. Des études sont actuellement en cours dans certains milieux hospitaliers universitaires américains pour démontrer l'efficacité des méthodes de programmation mentale en 21 jours.

5—*Je me suis programmé(e) tous les jours durant au moins 21 jours et pourtant, je suis une personne toujours aussi nerveuse, pourquoi?*

S'il y a un conflit entre ce que votre volonté consciente désire obtenir et votre subconscient, qui est cette sorte d'ordinateur que vous avez entre les deux oreilles et qui n'a enregistré que des échecs, c'est toujours le subconscient qui va gagner. C'est ce que j'appelle un blocage psychologique. Il faut alors identifier ces blocaces et se déprogrammer comme je le décris dans mon livre *Maigrir par la motivation*.

Une fois déprogrammé(e), débarrassé(e) de ce blocage, les techniques de programmation deviendront efficaces.

6—*Devant la même situation émotive, pourquoi deux personnes ne réagissent-elles pas nécessairement de la même façon?*

Entre la situation susceptible de créer des émotions et la réaction émotive qui est automatique chez chaque personne, il y a la pensée qui peut être différente d'un individu à l'autre.

C'est parce que nous ne pensons pas tous de la même façon que nous n'avons pas les mêmes émotions. Alors la seule façon de changer nos émotions négatives, c'est de changer notre façon de penser.

7—*Vous semblez attacher beaucoup d'importance au fait d'écrire sur papier nos émotions lorsqu'elles surviennent, pourquoi?*

Face à une situation donnée, nos émotions surviennent automatiquement sans que nous ayons le temps d'y penser. C'est un processus tout à fait inconscient. Pour arriver à bien comprendre ce qui nous arrive, pour empêcher que notre réaction émotive devienne trop exagérée par rapport au problème et pour nous faire prendre conscience de la pensée qui nous anime face à la situation, il est indispensable d'écrire la situation, notre émotion, notre comportement et finalement notre pensée concernant l'événement.

C'est seulement en prenant conscience de ce qui se passe dans notre tête que nous pouvons ensuite en prendre le contrôle. Sinon vous serez comme ceux qui disent: «Je ne sais pas ce qui se passe en moi. J'ai l'impression qu'il n'y a rien à faire avec moi. J'ai dû venir au monde comme cela.»

8—*Pourquoi accordez-vous beaucoup d'importance à la répétition des mêmes phrases?*

En venant au monde, notre tête est comme une boîte vide ou un ordinateur qui ne demande qu'à être programmé. Nous allons toujours trouvé dans une boîte ce que nous y avons mis et nous n'y trouverons jamais quelque chose qui n'y a pas été mis. Ce sont les mots que nous nous répétons et que nous entendons qui remplissent notre ordinateur. Plus nous en mettons, plus les mots deviennent importants. Plus nous nous les répétons, plus ils deviennent une habitude de penser. Pour vous convaincre de l'importance de la répétition, remarquez avec quelle fréquence les mêmes messages publicitaires passent et repassent tant à la radio, dans les journaux ou à la télévision. Ces messages coûtent une fortune aux commanditaires et aucun n'est inutile.

Sans répétition, il n'y a aucune chance de programmation efficace. C'est la clé du succès. Les compagnies ont compris que c'était la seule façon efficace d'influencer les gens. Si cela marche pour eux, cela va aussi marcher pour vous.

9—*J'ai réussi à me contrôler pour un certain nombre de choses mais dès que je fais face à une situation nouvelle, je retombe dans mes anciennes émotions, pourquoi?*

C'est tout à fait normal. Une situation nouvelle suggère que nous avons une pensée différente qui n'a pas encore été changée ou amoindrie. C'est alors une excellente opportunité que nous avons de nous améliorer. Le contrôle des émotions ne se fait qu'à partir de nos expériences négatives. C'est l'occasion d'intérioriser ce que nous avons appris en théorie. C'est à ce moment-là que nos nouvelles pensées prennent un sens réel. Nos réactions émotives négatives sont l'occasion de passer du savoir théorique à l'intégration intérieure réelle.

10—*Pourquoi à l'occasion suis-je bouleversé(e) pour des riens?*

Les réactions émotives exagérées par rapport à un problème mineur viennent du fait que le problème en question rappelle, même inconsciemment, un phénomène passé qui a été bouleversant à ce moment-là.

Je voyais récemment un homme qui ne comprenait pas pourquoi il ne pouvait tolérer les cris d'une foule encourageant son équipe. En cherchant dans son passé, il s'est souvenu qu'enfant il sursautait dans son parc chaque fois que son père et ses frères plus vieux criaient en écoutant le commentaire d'une partie de hockey à la télévision.

11—*Je contrôlais très bien mes nerfs depuis plusieurs semaines puis, subitement, j'ai paniqué devant le même type de situation, pourquoi?*

C'est tout à fait normal, c'est le recouvrement. Longtemps même après qu'une habitude émotive a disparu, il arrive qu'elle réapparaisse au moment où on s'y attend le moins. L'intensité de la réaction sera moindre qu'avant et la durée beaucoup plus brève, allant de quelques heures à quelques jours seulement. Ce n'est pas décourageant, c'est un processus normal. Ne vous laissez pas prendre et ne vous découragez pas, tout n'est pas à recommencer. Continuez à vous parler positivement et reposez-vous car, souvent, ces recouvrements surviennent à la suite de fatigue excessive.

12—*Tant que mon mari ne changera pas de comportement, je ne vois pas comment je pourrai être moins nerveuse?*

Il est impossible de changer les autres, on ne peut que se changer soi-même.

Même si vous avez raison dans vos récriminations contre les autres, il vous faut accepter l'idée qu'ils ont le droit d'être de travers ou de se tromper. Vous devez vous dire: «IL SERAIT PRÉFÉRABLE qu'ils soient autrement MAIS je dois accepter ce que je ne peux pas changer.»

Accepter ce qu'on ne peut pas changer ne signifie pas qu'on ne s'affirmera pas devant l'autre. Autant il est primordial d'être capable d'exprimer ses sentiments et ses désirs, autant on peut souhaiter mais pas exiger que les autres changent. S'acharner à vouloir changer les autres, c'est courir à sa propre perte et se condamner à être malheureux.

13—*Comment devrais-je me servir de tests psychologiques mentionnés au début de ce livre?*

Ces tests sont très importants en ce sens qu'ils vous renseignent sur votre état actuel sur le plan du stress et des émotions en vous donnant des résultats concrets et palpables. Ils vous permettent en plus de suivre votre évolution, c'est pourquoi je vous recommande de les répéter après chaque lecture de ce livre et à tous les mois. La balance pèse votre graisse et ces tests, vos nerfs.

N'oubliez pas d'écrire vos réponses sur votre feuille séparée pour ne pas être influencé(e) par vos anciennes réponses lorsque vous referez les tests. Vous serez surpris de constater combien vos réponses peuvent différer d'un mois à l'autre, particulièrement si vous mettez en pratique les nombreux enseignements de ce livre. Nous sommes une nouvelle personne tous les jours.

Victor et Éloïse sont deux tests sur ordinateur, plus complets et plus sophistiqués, que j'utilise à ma clinique. Les tests que j'ai mis à votre disposition dans ce livre sont adéquats et vont vous aider dans votre cheminement.

14—*Comment se servir de ce livre?*

À votre première lecture, parcourez-le dans son entier. Les trois premiers chapitres vous expliquent le mécanisme psychologique qui se cache derrière les émotions et vous donnent les moyens efficaces de les contrôler.

Les chapitres suivants vous serviront de miroir pour mieux vous connaître. Ils vous aideront à identifier vos émotions et vos pensées face aux différentes situations de votre vie. Ils vous fourniront en plus les programmations et les traitements appropriés à votre situation.

Si je vous ai convaincu(e) du pouvoir de la répétition, vous comprendrez qu'il est indispensable de relire ce livre plusieurs fois. Faites-en votre livre de chevet. Selon les situations émotionnelles que vous avez vécues dans la journée, recherchez une situation équivalente dans le livre, retracez les mécanismes de pensée et pratiquez les techniques enseignées.

Ce livre ne finit pas. Il vous ouvre la porte vers une vie meilleure. Vous serez à même de constater d'ici 21 jours, une amélioration notable.

Relisez et relisez ce livre, adaptez les situations aux vôtres selon votre vécu quotidien et répétez les techniques et les programmations enseignées. Ce que vous avez jusqu'à maintenant rêvé, perdre du poids en douceur et sans émotion négative, deviendra bientôt réalité. Vous serez enfin une personne sereine et heureuse.

Journal pour le contrôle des émotions

Quand vous vous rendrez compte que vous avez mangé plus qu'à l'habitude et que cet excès de nourriture est le résultat d'une déception, d'un stress ou de tout autre traumatisme émotionnel, examinez votre comportement de la façon suivante.

Séquence: A: Un événement externe.
B: Déclenche une façon de penser.
C: Qui provoque une réaction émotionnelle qui vous porte à manger (ou tout autre comportement).

Exemple: A: Quelqu'un m'a demandé si j'avais encore engraissé dernièrement.
B: Je n'accepte pas qu'on me parle de mon obésité.
C: Je me suis mise en colère, et j'ai mangé plus que d'habitude.

Nouvelle façon de penser plus réaliste

«Il serait préférable que les gens ne me parlent pas de mon problème de poids, mais je n'ai pas de contrôle sur ce que les gens peuvent dire ou penser. C'est vrai que j'ai un problème et je m'en occupe.»

Conseils:
- Répéter votre nouvelle façon de penser plusieurs fois par jour. Un minimum de 400 répétitions peut être nécessaire pour réussir votre nouvelle programmation.
- Utilisez ce modèle pour écrire votre propre séquence A-B-C au moment où vous vivrez un stress ou des émotions.

Séquence A: L'événement qui a tout déclenché.

____

____

Séquence B: Ce que je pense actuellement de cela.

____

____

Séquence C: L'émotion et le comportement qui a suivi.

____

____

Nouvelle façon de penser plus réaliste.

____

____

N.B. ***La répétition est la clé du succès.***

Pour vous procurer les outils de Motivation du Dr Maurice Larocque,
vous adresser à :

INSUDIET
1, ZI du Taillis
BP 10006
49270 Champtoceaux
Tél. : 0 810 819 808 (coût d'un appel local depuis un poste fixe)
www.insudiet.fr